國家古籍出版

專項經費資助項目

全漢三國六朝唐宋方書輯稿

顧問　余瀛鰲

古今録驗方

唐·甄立言　撰輯
范行準　輯佚
梁　峻　整理

中醫古籍出版社
Publishing House of Ancient Chinese Medical Books

圖書在版編目 (CIP) 數據

古今録驗方/(唐) 甄立言撰輯；范行準輯佚；梁峻整理 .
—北京：中醫古籍出版社，2019.2
(全漢三國六朝唐宋方書輯稿)
ISBN 978-7-5152-1475-7

Ⅰ. ①古… Ⅱ. ①甄…②范…③梁… Ⅲ. ①驗方–匯編
Ⅳ. ①R289.5

中國版本圖書館 CIP 數據核字 (2017) 第 090898 號

全漢三國六朝唐宋方書輯稿
古今録驗方　唐·甄立言 撰輯
范行準 輯佚　梁峻 整理

策劃編輯　鄭　蓉
責任編輯　賈蕭榮
封面設計　韓博玥
封面插圖　趙石濤
出版發行　中醫古籍出版社
社　　址　北京東直門内南小街 16 號 (100700)
印　　刷　北京博圖彩色印刷有限公司
開　　本　850mm×1168mm　32 開
印　　張　15.375
字　　數　209 千字
版　　次　2019 年 2 月第 1 版　2019 年 2 月第 1 次印刷
印　　數　0001~3000 冊
書　　號　ISBN 978-7-5152-1475-7
定　　價　62.00 圓

序

在國家古籍整理出版專項經費資助下，《范行準輯佚中醫古文獻叢書》十一種合訂本于二〇〇七年順利出版。由於經費受限，范老的輯稿没有全部整理付梓。學界專家看到這十一種書的輯稿影印本後，評價甚高，建議繼續籌措經費出版輯稿。有人建議合訂本太厚，不利于讀者選擇性地購讀，故予改版分册出版（其中包括新整理本）。

中國醫藥學博大精深，存留醫籍幾近中華典籍的三分之一。究其原因，昔秦始皇焚書，『所不去者，醫藥卜筮種樹之書』。漢興，經李柱國和向歆父子等整理，《漢書·藝文志》收載方技（醫藥）類圖書，分醫經、經方、房中、神仙四類，二〇五卷，歷經改朝换代、戰事動蕩，醫籍忽聚忽散，遭受所謂『五厄』『十厄』之命運。然而，由於引經據典是古人慣常的行文方法，所以『必托之于神農黄帝而後能入説』。前代或同代醫籍被他人引用、注明出處便構成傳承的第一個環節。唐代醫學、文獻學大家王燾就是這個環節的楷模。正是由於這個引用環節的存在，爲輯佚奠定了基礎，即一旦被引用的醫籍散佚，還可以從引用醫籍中予以輯録，這是傳承的第二個環節。范行準先生集平生精力，輯佚出全漢三國六朝唐宋方書七十一種。其中毛筆小楷輯稿五十八種一二二册，鋼筆輯稿十三種十三册。除其中有人已輯佚出版或輯稿内容太少外，本套書收載的是從未面世的輯佚稿計二十多種，十分珍貴。爲方便今人理解，特邀專家爲每種書作解題，同時也適度包含考證考異内容，前後呼應，以體現這套叢書的相對整體性。

輯稿作爲珍貴的資源，一是因爲它靠人力從大量存世文獻中精審輯出包括今人不易看到的内容。以《刪繁方》爲例，該書有若干内容引自《華佗録袟》，不僅通過輯稿可以看清《刪繁方》原貌，而且據此還可以看到《華佗録袟》的部分内容。這不僅對當今學術的古代溯源循證具有重要價值，對未來學術傳承也具有重大意義。二是雖然輯稿不一定能恢復原書全貌，或辨清原書作者、成書年代等項仍存在大量需要考證考異的問題，但正是這些不完善之處，却給後世學者提出了有學術研究價值的問題，如《華佗録袟》冠名華佗，而華佗因不與曹操合作遇害，留存文獻本就不多，即使存世的華佗《中藏經》，時至今日仍有爭議，那么，《華佗録袟》的眞正作者是誰？輯稿提供的線索對進一步考明其眞相也有意義。

范老輯稿大多依據唐代文獻學家王燾《外台秘要》中著録的引用文獻出處輯出，但又不是全部，部分學術内涵還有《醫心方》《華佗録袟》等古文獻著録的線索。以此爲例，王燾原創的方法正是胡適先生所謂『歷史觀察方法』的學術源頭實例，也是文藝復興以來科學研究强調觀察和實驗兩個車輪之一。所謂觀察，不是針對一時一地的少量事物，而是大樣本長時段的歷史性觀察。天文學的成果就是通過這種方法取得的。中醫學至今還在使用這種方法。所謂聚類，本來是數理統計學中多元分析的一個分支，但用在文獻聚類中也是行之有效的方法。因爲中醫的藏象學説本身就是取類比象，其辨證也多采用類辨、象辨等方法，再説《周易·系辭》早就告誡人們『方以類聚』，聚類思想當然也是中醫藥學優秀文化傳統。梁峻教授申請承擔國家軟科學研究計劃『中醫歷史觀察方法的聚類研究』(2009GXQ6B150)，圍繞文獻的引用、被引用以及圖書散佚、輯佚等基本問題，運用聚類原理，應用計算機技術，從理論到實踐，闡述了中醫學術傳承中的文獻傳承范式，揭示了歷史觀察方法的應用價值。

輯稿既然在文獻傳承中具有關鍵作用，二〇一五年，經中醫古籍出版社積極響應，以《全漢三國六朝唐宋方書輯稿》爲題，又申請到國家古籍整理出版專項經費。以此爲契機，項目組成員重振旗鼓，經共同努力，將二十種散佚古籍之輯稿，重新整理編撰爲二十册，并轉换成繁體字版，以便於台港澳地區以及日本等國學者參閱。值此輯稿即將付梓之際，本人聊抒感懷以爲序！

中國中醫科學院中國醫史文獻研究所原所長、

榮譽首席研究員、全國名中醫

余瀛鰲

戊戌年初秋于北京

原序

追求健康長壽是人類共同的夙願。秦皇漢武雖曾尋求過長生不死之藥，然而，死亡卻公平地對待他們和每一個人。古往今來，人類爲延緩死亡、提高生存質量付出過巨大努力，亦留下許多珍貴醫籍。其承載的知識，乃是人們長期觀察積累、分析判斷、思辨應對的智慧結晶，并非故紙一堆，有可利用的一面。

醫籍損毀的人爲因素少。始皇不焚醫書，西漢侍醫李柱國和向歆父子對醫籍都進行過整理，但由於戰亂等各種客觀原因，醫籍和其他典籍一樣忽聚忽散，故有『五厄』『十厄』等説。宋以前醫籍散佚十分嚴重。就輯佚而言，章學誠認爲，自南宋王應麟開始，好古之士踵其成法，清代大盛。然輯佚必須辨僞，即甄別軼文僞誤、訂正編次錯位、校注貼切，否則，愈輯愈亂。

已故著名醫史文獻學大家范行準先生，生前曾在《中華文史論叢》第六輯發表《兩漢三國南北朝隋唐醫方簡録》一文。該文首列書名，次列書志著録，再次列撰人，最後列據輯諸書，將其所輯醫籍給出目録，使讀者一目了然。由於種種原因，范行準先生這批輯稿未能問世。近年，范行準先生之女范佛嬰大夫多次與筆者商討此批輯稿問世問題，筆者也曾和洪曉、瑞賢兩位同事拜讀輯稿并委托洪曉先生撰寫整理方案，雖想過一些辦法，均未果。去年，經鄭蓉博士選題、劉從明社長批準上報申請出版補貼，國家古籍整理出版規劃領導小組成員余瀛鰲先生斡旋得以補貼。于是，由余先生擔任顧問，筆者與洪曉、曉峰兩位同事分工核實資料、撰寫解題，劉社長和鄭博士負責整理編排影印輯稿，大家共同努力，終于使第一批輯稿得以問世。

本次影印之輯稿，精選晉唐方書十一種二十册，上自東晉《范東陽方》，下迄唐代《近效方》，多屬未刊印之輯複者。各書前寫有解題，説明考證相關問題、介紹内容梗概、提示輯稿價值等。其中，《刪繁方》《經心録》《古今録驗方》《延年秘録》之解題由梁峻撰寫，《范東陽方》《集驗方》之解題由李洪曉撰寫，《纂要方》《必效方》《廣濟方》《産寶》《近效方》之解題由胡曉峰撰寫。爲保持輯稿原貌，卷次闕如、内容散漫者，仍依其舊。所收《删繁方》一書，雖作者謝士泰生平里籍考證不詳，但其内容多引自佚書《華佗録袟》，該書存有中醫理論在古代的不同記載，如皮、肉、筋、骨、脈、髓之辨證論治方法等。現代著名中醫學家王玉川先生曾提示筆者要重視此書的研究，筆者亦曾研讀，并指導幾位研究生從不同角度開展工作，多有收穫。

范行準先生之輯稿，均很珍貴，具有重要的文獻與研究價值。此次影印出版，定名爲《范行準輯佚中醫古文獻叢書》，其他輯佚图書將陸續影印出版。筆者相信，輯稿影印本問世，對深入研究晉唐方書必將産生重要作用。欣喜之際，謹寫此文爲序。

梁　峻

二〇〇六年夏於北京

《古今録驗方》解題

（梁 峻 王 勇）

《古今録驗方》，唐代醫家甄立言撰輯，全書五十卷，已佚。《舊唐書·經籍志》題甄權撰。而《舊唐書·卷一百九十一·方技》記載：『權弟立言，武德中累遷太常丞……撰《本草音義》七卷、《古今録驗方》五十卷。』同一史書記載歧異，令今人困惑。立言乃甄權之弟，均爲徐州扶溝人。甄權長于針灸、脈理，故撰《脈經》《針方》《明堂人形圖》各一卷。而立言長于本草，方藥又緊密關聯，故筆者認爲《古今録驗方》應爲立言之作。仔細閱讀范老輯佚稿，在卷一防風湯主偏風下加案（按）云甄權處治安平公方。而在卷三十療痔黄芪丸方下記『是直殿中省散騎常侍郎甄立言處』。范老對此也未做深入考辨。因此，筆者認爲該書爲立言之作，歡迎學者討論。

范老在《古今録驗方》的輯佚稿中，大多有内容而無卷名。但每卷中内容多類似。如卷一包括中風、風懿、柔風、緩急風等。卷二包括傷寒、傷寒中風方、傷寒結胸、傷寒嘔噦、傷寒小便不利方、辟温方等。卷三包括傷寒、傷寒吐血、傷寒往來寒熱、傷寒癖實、傷寒勞復、天行病、天行咽喉痛方、温病啘方、温病發斑方、温病勞復方等。從卷二、三所列出的標題看都不對等也不整齊，上下位概念、病證名與方名均列在同一級標題中，比較混亂，卷四後稍整齊些，輯稿中内容零散者筆者給以概括。故只列出大類名以提示線索。卷四療瘧方等。卷五去黑子方并疣方。卷六飛尸方。卷七五疰方。卷八心痛方。卷九咳嗽方。卷十心腹脹滿方。卷十一水病方。卷十二、十三既無内容也無卷名。卷十四卒中風方。卷十五風濕方。卷十六、十七缺。卷十八五膈方。卷二十缺。卷二十一肺痿方。卷二十二缺。卷二十三虚勞裏急方。卷二十四虚勞偏枯方。卷二十五素女經四季補益方。卷二十六消渴方論。卷二十七諸黄方。卷二十八缺。卷二十九哽。卷三十胡臭方。卷三十一、三十二、三十三缺。卷三十四墜落車馬方。卷三十五恶刺。卷三十六至三十九缺。卷四十湯火傷方。卷四十一瘿病方。卷四十二缺。卷四十三漆瘡方。卷四十四缺。卷四十五蟲毒方。

《古今録驗方》收録有大量唐以前重要方書如《删繁方》《小品方》《集驗方》《肘後方》等書中的驗方，還收録了唐代其他方書如《千金方》等書中的驗方。范老的輯稿雖不全，但除相關方書互校外，還據宋熙寧本補删，其學術價值很高。

目録

古今錄驗卷一

療中風發三春脉浮短者多幽大而長可療青龍湯

甘草一兩炙 麻黃二兩去節 桂心七寸 大棗二十枚擘 生薑 芎藭各二兩

右六味切以水六升煮取二升半分為再服初服覆取汗後即止忌海藻菘菜生葱等物

又療中風發三夏脉沈緊惡寒不汗煩三陽湯方

當歸一兩 生薑二兩 甘草五分炙 麻黃五兩去節 杏人四十枚去尖皮兩人碎 石膏二兩碎綿裹

右六味切以水六升煮取半分再服忌海藻菘菜等物

又療中風發三秋脉浮大而洪長扶金湯方

葛根三兩 獨活二兩 附子一兩炮 石膏二兩碎綿裹

右四味切以水八升煮取三升服九合晝熙寧本无晝字二夜

一忌豬肉冷水等物

又療中風發三冬脉浮大者溫脾湯方

芎藭一兩 石膏四分碎綿裹 甘草四分炙 黃芩三兩 杏人十四枚去尖皮兩人碎 麻黃六分去節 蜀椒二分去目閉口汗○熙寧本无目閉口三字 防風四分

右桂心五分

右九味切以水八升煮取三升分三服忌海藻菘菜生

葱葶物（明程衍道任餘居刊外臺秘要方卷十四葉十一原書未載卷數）

防風湯主身體四肢節解疾痛如墮脫腫按之皮急（一作陷）頭短氣溫溫悶亂如欲吐方

防風　桂心　知母（各四兩）　白术　生薑（各五兩）　芍藥

甘草（各三兩炙）　附子（二枚炮）

右八味切以水一斗煑取三升分為三服忌生豬葱肉海藻菘菜桃李雀肉等（外臺卷十四葉二十〇原出第四卷）

防己湯療風發（熙寧本无發字）歷節四肢疼痛如搥鍛不可忍者方

防巳　茯苓　白朮　桂心　生薑各四兩　人參二兩　烏頭七枚炮　甘草三兩炙

右八味切以苦酒一升水一斗合煮取三升半一服八合日三夜一當覺熱痹忽忽然慎勿怪也若不覺復合服以覺乃止凡用烏頭皆去皮熬令黑乃堪用不然至毒人宜慎之忌酢物桃李雀肉生葱豬肉冷水海藻菘菜

大棗湯療歷節疼痛方

大棗十五枚擘　黃耆四兩　附子一枚炮　生薑一兩　麻黃五兩去節　甘草一尺炙

右六味切以水七升煮取三升服一升日三忌豬肉冷

續命湯 十四之四

療卒不得語方
取人乳汁半合以著美酒半升中合攪分為再服 出外臺
卷十四葉二十一上
右方千金卷十七中

小續命湯 十四之十

水海藻菘菜 右二方出外臺卷十四葉十九引千金方云古今錄驗同

療卒中風身體直角弓反張口噤西州續命湯方

桂心去皮 乾薑各三兩 附子一兩炮 防風 桂心 白朮

人參 芎藭 當歸 甘草炙各一兩 杏人四十枚去皮尖及兩人碎

右十一味切以水九升煮取三升未食分再服覆令汗

出 外臺卷十四葉二十四

中風不語

小續命湯療中風入藏身緩急不隨不能語方

麻黃去節 桂心各三兩 甘草炙 人參 芍藥 芎藭 黃

〻芩 防風 當歸 石膏各二兩碎綿裹 白朮一兩 生薑五兩 附子二枚炮 杏人三十枚去皮尖兩人

右十四味切以水一斗煮取三升分三服若不差可服三四劑 一方石膏三兩忌海藻菘菜生葱桃李豬肉外臺卷十四葉三十二○

原云出第四卷中

療大痹一身不隨或半身一手一臂口不能言習習不知人不覺痛癢續命湯方

麻黃三兩去節 防風二兩 石膏碎綿裹 黃芩 乾地黃 芎藭 當歸 甘草炙各一兩 杏人四十枚去皮尖兩人 桂心二兩

右十味㕮咀以水一斗煮取四升服一升日再服之當汗出氣下自覆當慎護風寒不可見風并療上氣欬逆面目大腫但得伏不得卧更善忌海藻菘菜生葱蕪荑

獨活寄生湯療風半身不隨口不能語方

獨活四兩 生葛根半斤 芍藥三兩 防風二兩 半夏一斤洗 桂心五兩 當歸 附子炮 甘草炙各二兩 生薑十兩

右十味切以水一斗五升煮取三升服一升日三一方去半夏用麻黄三兩去節忌羊肉餳生葱海藻菘菜豬肉冷水等

八風續命湯療半身不隨手脚拘急不得屈伸体冷或癡

或智身彊直不語或生或死狂言不可名狀或角弓反張
或欲得食或不用食或大小便不利皆療之方
麻黃去節八分 人參 桂心 當歸 獨活 甘草炙各三兩
石膏六分碎綿裹 黃芩 乾薑各三分 杏人四十枚去皮尖兩人
右十味切以井花水九升煮取三升分為二服日二服
令汗汗解間食白糜慎風不汗復更服唯汗得差忌生葱
海藻菘菜〇千金方卷八葉三十七引此無麻黃
又八味九州湯療男子婦人寒冷不自爱護當風解衣汗
出卧冷濕地半身不隨手足苦冷或不隨或俛仰屈伸難
周身淫淫痺四肢不收狀如風飲食損少方

麻黄四兩去節 甘草炙 乾薑 附子炮 防風 獨活各三兩

石膏綿裹 茯苓 白朮 芎藭 柴胡 當歸 人參

各二兩 杏人四十枚去皮尖兩人

右十五味切以水一斗清酒五升漬三夜煮取四升分為三服一日令盡若病人羸瘦者用水煎服藥訖厚覆當汗出微微去上衣汗解以粉粉之忌生菜海藻菘菜酢桃李豬肉雀肉 外臺卷十四葉三十四至三十六○原云並出第四卷中

防風湯主偏風○案千金方千金翼方及外臺引千金翼方並云甄權療治安平公方

防風 芎藭 白朮

雍州續命湯療中風痱身體不自收口不能語冒昧不識人不知痛處但拘急中外皆痛不得轉側悉主之方

麻黃六兩去節 石膏四兩碎綿裹 桂心 當歸 甘草炙各二兩 芎藭 乾薑 黃芩各一兩 杏人四十枚去皮尖兩人

右九味切以水一斗九升先煮麻黃再沸吹去沫後下諸藥煮取四升初服一升猶（猶原作稍據醫寫本改）能自覺者勿熱眠也可臥厚覆小小汗出已漸漸減衣勿復大覆不可復服矣（矣原作差據醫寫本改）前服不汗者更服一升汗出即愈汗後稍稍五合一服飲食如常唯忌生葱海藻菘菜

續命湯治中風痱身偏不能自收口不能言冒昧不知人

不知痛處或拘急不知轉側姚云與大續命同兼療産婦

大去血者及老人小兒方

甘草炙 桂心 當歸 人參 石膏碎綿裹 乾薑各二兩

麻黄三兩去節 芎藭一兩 杏人四十枚去皮尖兩人

右九味㕮咀以水一斗煮取四升服一升當小汗薄覆

脊憑机○案机原作几據巡寧本改 坐汗出則愈不愈更服無所禁

勿當風并療但伏不得卧欬逆上氣面目洪腫忌海藻

菘菜生葱范汪方主病及用水升數煮取多少並同汪

云是仲景方本欠兩味外臺卷十四葉三十八至三十九○原出第八卷中

風懿

療風懿不能言四肢不收手足嚲曳獨活湯方

獨活四兩 生薑六兩 甘草炙 桂心 生葛根 芍藥 栝樓各二兩

右七味㕮咀以水五升煮取三升服一升日三忌海藻菘菜生葱○外臺卷十四葉四十四 ○原云出第四卷中

柔風

療中柔風身體疼痛四肢緩弱欲不隨獨活葛根湯産後中柔風亦用此方○小品 尚質曰恭庭云方中無獨活以獨活為名何

羌活 桂心 乾地黃 葛根 芍藥各三兩 生薑六兩 麻黃去節 甘草炙各二兩

右八味切，以清酒三升、水五升，煮取三升，温服五合，日三。忌生葱、蕪荑、海藻、菘菜。外臺卷十四葉四十五 ○原云出第八卷中

緩急風

西州續命湯，療中風入藏及四肢拘急不隨，緩急風方

麻黃三兩，去節　石膏二兩，碎，裹 ○碎裹二字原脫，據照寧本補　芎藭一兩　生薑三兩　黃芩一兩　甘草一兩，炙　芍藥一兩　桂心一兩　郁李人三兩，去皮　防風一兩　杏人四十枚，去皮尖雙人 ○案去至人五字原脫，據宋本及照寧本補　當歸一兩

右十二味，切，以水九升，煮麻黃，去上沫，內諸藥，煮取三升，分四服，初服取汗，米粉粉之。忌海藻、菘菜、生葱。外臺卷十九葉二十五 ○原云出第四卷中

古今録驗卷二

傷寒

陽毒湯療傷寒一二日便成陽毒或服藥吐下之後變成陽毒身重腰背痛煩悶不安狂言或走或見神鬼或吐血下利其脉浮大數面赤斑斑如錦文喉咽痛唾膿血五日可療五日可療至七日不可療也宜服升麻湯方

升麻二分 當歸二分 蜀椒汗一分 雄黄研 梔子 桂心各一分 甘草二分炙 鱉甲大如手一片炙

右八味切以水五升煮取二升半分三服如人行五里久再服温覆手足毒出則汗汗出則解不解重作服亦

取得吐佳。陰毒去雄黃，忌海藻菘菜生葱莧菜

又陰毒湯，療傷寒初病一二日便結成陰毒，或服湯藥六七日以上至十日變成陰毒，身重背強，腹中絞痛，喉咽不利，毒氣攻心，心下堅強，短氣不得息，嘔逆，唇青面黑，四肢厥冷，其脉沉細緊數一本無數字。仲景云：此陰毒之候，身如被打，五六日可療，至七日不可療，宜服甘草湯方

甘草炙 升麻 當歸各二分 蜀椒一分，出汗 鱉甲一大如手，一片炙

右五味，切，以水五升，煮取二升半，分再服，如人行五里頃，復服，溫覆當出汗，汗出則愈。若不得汗，則不解，當重服令汗出。忌海藻菘菜莧菜

麥奴還魂丸療傷寒四五日六以上不解熱在胸中口噤不能言及數年諸癖結堅心下飲食不消

唯欲飲水為敗傷寒

目眩有伯腹痛明醫所不療方

麻黃去節　大黃　芒消　竈突中墨　黃芩各二分　麥奴

梁上塵　釜底墨各一分

右八味搗篩蜜和如彈丸以新汲水五合研一丸病者渴欲飲水但極飲冷水不節升數須臾當寒寒訖汗出則愈若日移五丈不汗依前法服一丸以微利止藥勢盡乃食當冷食以除藥勢一名黑奴丸小麥黑勃名為麥奴是也

解肌湯療傷寒發熱身体疼痛方

葛根四兩　麻黄去節　茯苓各三兩　牡蠣熬，二兩

右四味切，以水八升，煮取三升，分三服，徐徐服之，得汗

通則止，忌酢物。

調中湯，療夏月及初秋忽有暴寒折於盛熱，熱結四肢，則

壯熱頭痛，寒傷於胃，則下痢或血或水或赤帶下，壯熱且

悶，脉微且數，宜下之方。

大黄　葛根　黄芩　芍藥　桔梗　茯苓　藁本

白术　甘草炙，各二兩

右九味，以水九升，煮取三升，分三服，服別相去二食久，

勿以食隔，須取快下，壯熱便歇，其下亦止也。凡秋夏早

熱積日忽有暴寒折之熱無可散喜搏著肌中作壯熱氣也胃為六腑之長最易得傷非意○案意原作忽據宋本改暴寒傷之而下也虛冷人則不在壯熱但下痢或霍亂也少實人有服五石人喜壯熱其適與藥喫斷下則加熱喜悶而死矣亦有不止便作壅熱毒壯熱甚不歇則劇是以宜此調中湯下之和其胃氣其表熱者宜前胡大黃下之也忌海藻菘菜豬肉酢物桃李雀肉等

療往來寒熱胃氣逆滿桃人承氣湯方

大黃四兩別漬 甘草炙 芒消湯成下 桂心二兩 桃人五十枚去皮尖碎

右五味以水七升煮取二升半去滓內芒消更煎一兩沸溫分三服忌海藻菘菜 外臺秘要卷一葉卅六至卅九

詔書發汗白薇散療傷寒二日不解方

六物解肌湯治傷寒發熱身體疼痛方

白薇二兩 麻黃七分去節 杏人去皮尖熬 貝母各三分

葛根一兩 茯苓一兩 麻黃 牡蠣熬 生薑各三兩 甘草一兩

右四味擣散酒服方寸匕厚〇案宋本作自覆臥汗出則〇案原脫則字據宋本補愈 外臺秘要卷一葉十八 [illegible] 同

雞子湯療發汗後二三日不解頭痛肉熱方

麻黃一兩去節 甘草一分炙

右二味切以水二升扣雞子白令置於〇案於字原攪宋本補水內合和令勻內藥復攪令和上火煎之勿動煎至一升

適寒溫頓服之蓋覆汗出粉傅之有効忌海藻菘菜外臺
卷一葉十八至十九○原右二方原
出小品云古今錄驗同

大前胡湯療傷寒八九日不解心腹堅滿身體疼痛內外
有熱煩嘔不安方

前胡半斤　半夏半升洗　生薑五兩　枳實八片炙　芍藥四兩　黃芩三兩
乾棗十二枚擘

右七味切以水一斗煮取三升分四服日三夜一服○案
原書此下有忌羊肉餳等物今據宋本刪
外臺卷一葉三十二○右方原出崔氏方云古今錄驗同

小前胡湯療傷寒六七日不解寒熱往來胸脇苦滿默默
不欲飲食心煩喜嘔寒疝腹痛方

前胡八兩　半夏半升，洗　生薑五兩　黄芩　人參　甘草炙，各三兩

乾棗十二枚，擘

右七味，切，以水一斗，煮取三升，分四服。○案：原書此下有忌羊肉餳海藻菘菜八字，今據宋本刪。外臺卷一葉三十一○右方原出崔氏，云古今錄驗同。

傷寒中風方

療中風傷寒，脉浮發熱往來，汗出惡風，項頸强，鼻鳴乾嘔，陽旦湯主之方

大棗十二枚，擘　桂心三兩（○案：原作桂枝，今據熙寧本改）　芍藥三兩　生薑三兩　甘草二兩，炙（○案：原作三兩，今據宋本改）　黄芩二兩

右六物（○案：物原作味，今據宋本改），㕮咀，以泉水六升，煮取四升，分

四服日三自汗者去桂心加附子一枚炮渴者去桂加栝樓三兩利者去芍藥桂加乾薑三累○案累原作兩今據宋本改附子一枚炮心下悸者去芍藥加茯苓四兩虛勞裏急者正陽旦主之煎得二升內膠飴半升分為再服若脉浮緊發熱者不可與也忌海藻菘菜生葱等物

大青龍湯療太陽中風脉浮緊發熱惡寒身疼痛汗不出而煩躁方

麻黃六兩去節 桂心二兩○案原作桂枝今據宋本熙寧本改 甘草二兩炙 石膏如雞子大碎綿裹○案宋无一本无 生薑三兩 杏人四十枚去兩人及尖皮 大棗十枚擘

右七味切以水九升先煮麻黃減二升去沫乃內諸藥

煮取三升去滓分服一升厚覆取微汗，出多者温粉粉之一服汗者不可再服若復服汗多亡陽逆○案逆原作遂今據宋本熙寧本改虛煩不得眠也忌海藻菘菜生葱等物外臺卷二葉五至六

萎蕤湯療冬溫及春月中風傷寒則發熱頭眩痛喉咽乾舌強胸內疼心胸痞音被結病也○案原脫此注據宋本熙寧本補結滿腰背強方

萎蕤二兩　石膏三分末綿裹　白薇二兩　麻黃二兩去節　獨活二兩　杏人二兩去皮尖兩人　芎藭二兩　甘草二兩炙　青木香二兩無可用麝香一分代之

右九味切以水八升煮取三升分三服取汗若一寒一

者加朴消一分及大黄三兩下之忌海藻菘菜外臺卷二葉三至四〇右方原出小品云古今錄驗同

傷寒結胃

傷寒十餘日熱結在裏復往來寒熱者與大柴胡湯

柴胡半斤枳實四枚炙生薑五兩黄芩三兩芍藥三兩半夏半升洗

大棗十二枚擘

右七味切以水一斗二升煮取六升去滓更煎取三升温服一升日三服一方加大黄二兩若不加大黄恐不名大柴胡湯忌羊肉餳外臺卷二葉七至八〇右方原出張仲景傷寒論云古今錄驗同

傷寒嘔噦

◎療傷寒熱病喉中閉痛塞不通升麻湯方
升麻二両 通草四両 射干二両 羚羊角二両 芍藥三両
生蘆根切一升
右六味切以水七升煮取二升去滓分爲三服
外臺卷二葉十一○右方原出千金方云古今録驗同

療傷寒後嘔噦通草湯方
通草三両 生蘆根切一升 橘皮一両 粳米三合
右四味切以水五升煮取二升去滓隨意便稍飲不差
更作取差止 外臺卷二葉十二○右方原出千金方云古今録驗同

高道丸療傷寒嘔噦苦渴煩滿欲飲飯極飲水悸方
黄芩湯療傷寒六七日發汗不解嘔逆下利小便不利胸脇痞滿
心腹痛方 大黄二両 硝石三両 又云麦門冬 瓜蔞實中黄者 芍藥 梁上
䗪蟲熬 水蛭熬 虻蟲十枚 厚朴 大黄二両 杏仁去皮尖
半夏洗 生薑三両 人參三両 柴胡半斤 黄芩三両 甘草二両炙
朴消 桃仁 胡洽用芒消無芒消土
右八味切以水一斗二升煮取六升去滓更煎取三升

服之則〇案則原作即擬宋本改自極飲水汗出得差除矣一名黑奴丸一名駐車丸并療溫瘧神良外臺卷二葉十九

傷寒小便不利方

瞿麥湯方〇案瞿宋刊本作矍下同

瞿麥三兩 甘草三兩炙 滑石四兩 葵子二合 石韋三兩去毛令盡

右五味切以水八升煮取二升半分三服忌海藻菘菜

外臺卷二葉三十〇右方原出崔氏云古今錄驗同

犀角湯

療熱盡下黃赤汁及赤如腐爛血及赤滯如魚腦腹痛壯熱諸藥無效方

黃蘗一兩半 黃芩一兩半 白頭翁一兩 黃連二兩 當歸一兩 牡蠣

一兩半熬 犀角半兩 艾葉半兩 石榴皮一兩半 桑寄生一兩 甘草

一兩炙

右十一味切以水八升煮取三升分三服忌豬肉冷水

藻海秘菜外臺卷二葉三十三〇右方原出小品云古今錄驗同

治傷寒後痢日久津液枯竭四肢浮腫口乾冬瓜一枚黃

土泥厚裹五寸煨令爛熟去土絞汁服之 柯刊經史大觀本草卷二

十七白冬瓜條葉七下

水解散療天行熱氣則生疱瘡疼痛解肌出汗方 出翟世平

麻黄一两去节 黄芩二分〇案原作三分今据宋本及熙宁本改 芍药二分 桂心一分

右四味捣筛煖水解服二方寸匕覆令出汗日再服差者减之忌海藻菘菜生葱 一方有大黄三分甘草二分 外台卷三叶三十二

辟温方

许季山所撰干敷散主知母解肌汤疗温热病辟温疫疾恶令不相染着方 肘后作敷

干抱朴子作敷干

附子一分炮〇原作一枚今据熙宁本改 细辛一分 乾姜一分 麻子一分研 柏实一分

右五味捣筛为散正旦未家以井华水各服方寸匕服

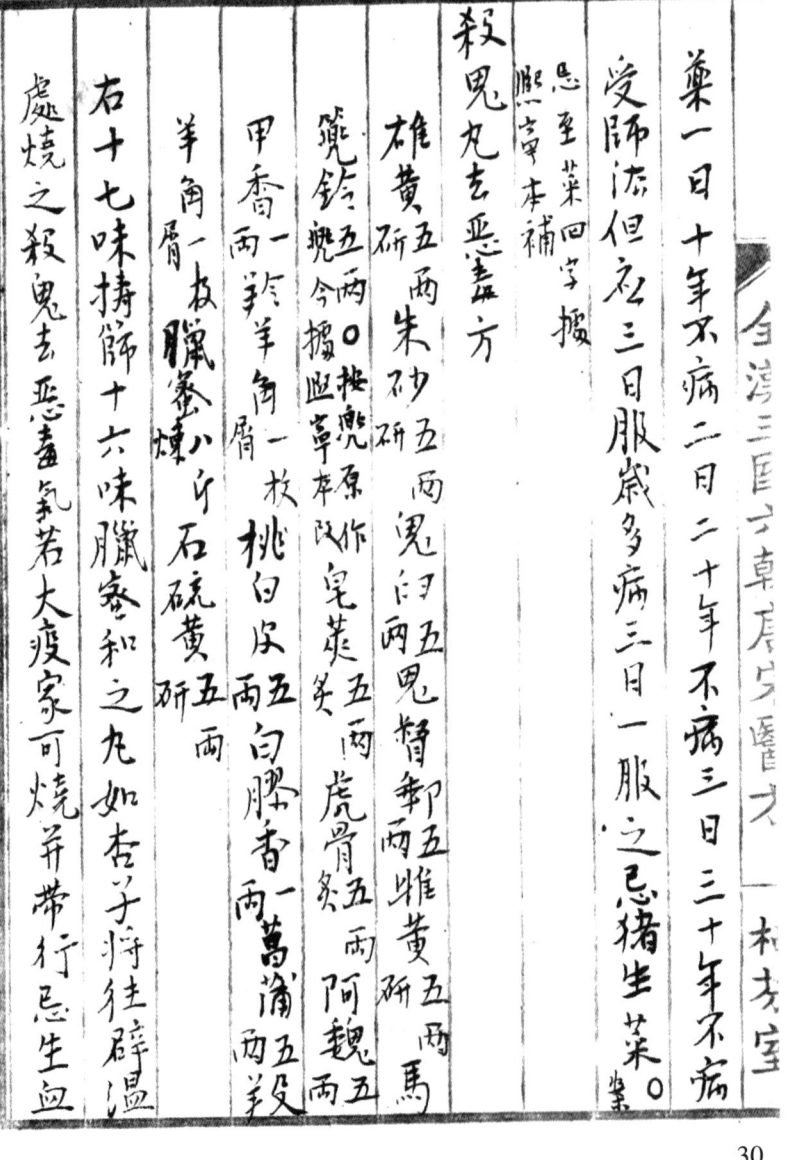

藥一日十年不病二日二十年不病三日三十年不病
受師法但應三日服歲多病三日一服之忌猪生菜〇案
忌至菜四字據醫心方本補

殺鬼丸去惡毒方

雄黃五兩研 朱砂五兩研 鬼臼五兩 鬼督郵五兩 雌黃五兩研 馬
兜鈴五兩〇按兜原作兜今據醫心方本改 皂莢五兩炙 虎骨五兩炙 阿魏五兩
甲香一兩 羚羊角一枚屑 桃白皮五兩 白膠香一兩 菖蒲五兩 羖
羊角一枚屑 臘蜜八斤煉 石硫黃五兩研

右十七味擣篩十六味臘蜜和之丸如杏子將往辟溫
處燒之殺鬼去惡毒氣若大疫家可燒并帶行忌生血

一㮚门下段
外台第38至39
應用公二下段

物羊肉餳〇案忌至餳六字據照寧本補　外臺
卷四葉六至七〇此方原出第三卷中

古今録驗卷三

傷寒

還魂丸療傷寒四五日及數年諸癖結堅心下飲食不消目眩四肢疼咽喉不利壯熱脾胃逆滿腸鳴兩脇裏急飛尸鬼注邪氣或為驚恐傷瘦背痛手足不仁口苦舌燥天行發作有時風溫不能久住吐惡水方

巴豆（去心皮熬） 甘草（炙） 朱砂 芍藥（各二兩） 麥門冬（二兩去心）

右五味各擣下篩合和以蜜擣三千杵下丸如梧桐子大每服兩丸葱棗湯下小兒二歲以上服如麻子大（棗大宋本作太）〇二丸日二服忌海藻菘菜野猪肉蘆笋生血物

外臺秘要卷一葉三十七至三十八

傷寒吐血

蒲黄湯療傷寒温病天行疫毒及酒客熱傷中吐血不止面黄乾嘔心煩方

蒲黄　桑寄生　桔梗一作桔樓　犀角屑　甘草炙，二兩　葛根三兩

右六味切，以水七升煮取三升，去滓，分三服，徐徐服之。忌海藻、菘菜、豬肉。外臺卷二葉十五

傷寒往来寒熱

黄龍湯療傷寒十餘日不解，往来寒熱，狀如温瘧，渴，胸滿

心腹痛方

半夏半升洗 生薑三兩 人參三兩 柴胡半斤 黄芩三兩 甘草三兩炙

大棗十二枚擘

右七味切以水一斗二升煮取六升去滓更煎取三升溫服一升日三服不嘔而渴去半夏加栝樓根四兩服此湯忌羊肉餳海藻菘菜等物 外臺卷二葉十九

傷寒癖實

續命丸療傷寒及癖實痰癃 ○案癃原作飲今據宋本改 百病方

大黄五兩 黄連一兩 麻黄五兩去節 甘遂三兩熬 黄芩二兩 芒消二兩

杏人七十枚去皮尖熬 巴豆一百枚去心熬研 豉一升熬

右九味擣篩蜜和丸得傷寒一日服一丸如小梧子大二日二丸至六七日六七丸但吐下得汗愈若水癖及痰實服三五丸日二 忌豬肉冷水蘆筍 外臺卷二 葉二十

下氣橘皮湯療春冬傷寒秋冬冷濕欬嗽喉中鳴聲上氣不得下頭痛方

橘皮 紫菀 麻黃去節 杏人去雙人尖皮 當歸 桂枝

甘草炙 黃芩各三分

右八味切以水七升煮取三升分三服不差重合之 忌海藻菘菜生葱 外臺卷二 葉二十一

傷寒勞復

梔子湯

凡熱病療傷寒勞復方

梔子十四枚擘 麻黃二兩去節 大黃二兩 豉一升綿裹

右四味切以水七升煮取二升分爲三服

療傷寒勞復鼠矢湯方○案矢原作屎今據宋本熙寧本改

鼠屎二十一枚 豉一升綿裹 梔子七枚擘 大黃三兩切

右四味切以水五升煮取二升七合分三服微取汗衣卜闕

溏下

療病新差早起及食多勞復鼠矢豉湯方○案矢原作屎據宋本熙寧本改

鼠屎兩頭尖者二十一枚 香豉一升

右二味以水三升煑取一升頓服之溫卧令小汗

療食不消勞復脉實者鼠矢梔子豉湯方〇案矢原作屎據宋本聖濟本改

豉二升綿裹　鼠屎二十一枚　梔子七枚擘　麻黃三兩去節

右四味以水五升煑取二升分服七合汗微出日三服

療傷寒已愈食飲多復發者方

豉五合綿裹　甘草二兩炙　大黃四兩　芒消半兩

右四味切以水九升煑取三升去滓飲一升日再忌菘

菜海藻等

療傷寒差令不復白芷散方

白芷十二分　白朮十分　防風八分　栝樓五分　桔梗四分　細辛三分　附

子二分炮去皮 乾薑二分 桂心二分

右九味擣篩為散以粳米粥清服一錢匕會已服二錢小兒服一錢當以鷄子作羹啖粳米飯多少與病人食之亦未必常有◎案宋本無有字 鷄子羹粳米飯如服藥訖即扶起令行步仍櫛頭洗手面食輒服之勞行如前則不復浩云數用佳諸忌肉桃李雀肉胡荽蒜青魚鮓生葱生菜一方有人參三分 外其卷二葉四十五至四十六

天行病

八毒大黃丸療天行病三四日身熱目赤四肢不舉產亂後傷寒舌黃白狂言妄語亦療溫病已後飛尸遁尸心腹

痛隔上下不通，癖飲積聚癰腫苦痛，溫中摩痛上諸毒病

方

藜蘆二分炙 大黃三分 朱砂二分 蜀椒四分 雄黃四分研 巴豆四分去皮熬 桂心四分

右七味搗篩，蜜和為丸，如麻子大，飲服三丸，當下。不差更服。合時勿令婦人、雞犬見之。忌生菌、野豬肉、蘆筍、狸肉、生血物。

牽馬丸 療天行病四五日，下部生㿀瘡，所不能療者方

附子一枚炮 藜蘆一兩炙 桂心一兩 巴豆一兩去心皮熬

右四味搗篩，別研巴豆如膏，和散，蜜丸如梧桐子，空腹服

二九熱在膈上不下飲半升熱飲投吐之後下、郗詹自差神良病家嘗牽馬買藥因名牽馬丸老小半之以意消息之忌野猪肉生葱狸肉蘆笋等物

療若六七日熱盛心煩狂言見鬼者方

絞人糞汁飲數合服良 外台秘要卷三葉十七至十八

療天行壯熱狂言譫語五六日者方

雞子三枚 芒消方寸匕 井花水一杯○案杯宋本作柸

右三味合攪盡服之心煩下則愈

凝雪湯療天行毒病七八日熱積胸中煩亂欲死起死搨膏塌○案原脫此注今據宋本迺寧本補湯方

芫花一斤○原作一升今據宋本醫寧本改

右一味以水三升煮取一升半漬故布薄胷上不過再三薄熱則除當温四肢護厥逆也○外臺卷三葉七至八○右方原出千金云古今錄驗同

療天行頭痛壯熱一二日水解散

麻黄四兩去節 大黄三兩 黄芩三兩 桂心二兩 甘草三兩炙 芍藥二兩

右六味搗篩為散患者以生熟湯浴訖以煖水和服方寸匕覆取汗或利則便差丁强人服二方寸匕忌海藻生葱菘菜生菜外臺卷三葉十二○右方原出延年秘錄云古今錄驗同

天行咽喉痛方

青木香湯療春夏忽咽喉痛而腫兼下痢方

青木香二兩 黃連一兩去毛 白頭翁二兩

右三味切以水五升煮取一升半分溫三服小兒若服之一服一合忌猪肉冷水外臺卷三葉二十五

療天行熱病口瘡升麻湯方

升麻二兩 通草四兩 射干二兩 羚羊角屑三兩 芍藥三兩 生蘆根切一升

右六味切以水七升煮取三升分為三服如人行五里更服外臺卷三葉二十七○右方原出集驗案此方在外臺卷二葉十四治傷寒熱病喉中痛閉塞不通升麻湯方藥味全同並云古今錄驗同

温病哕方

療温病有熱飲水暴冷哕枇杷葉散飲子方

枇杷葉拭去毛 茅根各半升

右二味切以水四升煮取二升稍稍飲之哕止則停 外臺

卷四 葉九

茅根湯療温病有熱飲水暴冷哕者方 案哕原作啘 今據熙寧本改

茅根 葛根各半升切

茅根橘皮湯療春夏天行傷寒熙寧本作寒傷温病干熙寧本干作於胃

冷變哕方

白茅根切一升 橘皮三兩 桂心二兩 葛根二兩

右四味切以水六升煮取三升分温服三合數連服之

吾復合嘔止乃停耳微有热减桂一兩○外台卷四第八○右方原出小品云古今錄驗同

温病發斑方

黄連橘皮湯療冬温未即病至春被積寒所折不得發至夏得热其春寒解冬温毒始發出肌中斑爛隱疹如錦文而欬心悶嘔吐清汁眼赤口瘡下部亦生瘡已自得下痢宜服此方

黄連四兩去毛 橘皮二兩 杏人二兩去兩人尖皮○案草缺人二字今據熙寧本補

枳實一兩炙 麻黄二兩去節 葛根二兩 厚朴一兩炙 甘草一兩炙

右八味切以水八升煮取三升分三服令盡且消息下

當先止忌豬肉冷水海藻菘菜等 ○案忌至等十字原无據醫心方補

漏蘆橘皮湯療夫溫未即病至春被積寒所折不得發至

夏得 ○得字據前文補 熱其春寒解夫溫毒始發出肌中斑爛隱

疹如錦文而欬心悶嘔吐清汁眼赤口瘡下部亦生瘡方

漏蘆 橘皮 甘遂 麻黃去節 杏人去皮尖及兩人 ○案及兩人三字原脫據醫心方補 黃芩各二兩

右六味切以水九升煮取三升分四服得下為佳下後

餘外證未好 ○案好字原脫據醫心方補 除更服葛根橘皮湯方一

有知母 枳實 白薇 升麻 大黃 甘草 為十二味 外臺卷四第十一至十二 ○案湯下原有方在前小品方六

字。而小品方下照寧本並有忌海藻菘菜等六字

發斑瘡方

連黄切三兩去毛

右一味以水二升煑取八合頓服之忌猪肉冷水 外臺卷四

案十二〇案此方未舉出處歟

葛根橘皮湯療冬溫未即病至春被積寒所折不得發至夏得熱其春寒解冬溫毒始發出肌中斑爛隱疹如錦文壯〇案照寧本无壯字熱而欬心悶嘔但吐清汁宜服此湯方 則靜方

此下原有大效二字小注照寧本无今據刪

葛根二兩 橘皮二兩 杏人二兩去尖皮及兩人 無及兩人三字〇案照寧本補 麻

黃二兩去節 知母二兩 黃芩二兩 甘草二兩炙

右七味，切，以水七升，煑取三升，分溫三服，喔悶吐，當先

定便且消息。忌海藻、菘菜。〇案原无忌至菜五字今據照宋本補外臺卷四第十

〇右方原出小品云古今錄驗同

溫病勞復方

凡熱病新差及大病之後，食猪肉及腸血〇案千金作羊血肥魚

炙膩〇案千金作油膩，必大下痢，醫所不能療也，必至於死。若食

餅餌、粢黍、飴餔、炙鱠、棗栗〇案原作粟今據千金及聖惠本改諸果及堅實

實，難消之物，胃氣尚虛弱，不能消化，必更結熱，適以藥下

之則胃虛冷，大利難禁，不下之必死，下之復危，皆難救也

熱病及大病之後多坐此死不可不慎也病新差後但得食糜粥寧可少食令饑○案千金作飢慎勿飽不得他有所食雖思之勿与引日轉久可漸食羊肉糜若羹汁雉兔鹿肉不可食豬狗肉也新差後當靜卧慎勿早起勿令人梳頭洗浣飾但体勞亦不可多語言用心使意勞凡此皆令人勞復有人得病已差而未健詣華旉視脉旉曰○案曰上原无旉字今據亞宇本補雖差尚虛未復陽氣不足勿爲勞事餘勞尚可御內則死胗死者吐舌數寸其妻聞其夫病除從百餘里來省之止宿交接中間三日發病舌出數寸而死病新差未滿百日氣力未平復而以房室者略無不死及拔其病房室名陰

陽易之病皆難療多死外臺卷四葉十二至十三〇右說

此論千金方病狀差後以下皆別提行 原出千金方云古今錄驗同又集

療熱病後麻子湯吳正服效方

麻子一升 豉一升 牡鼠屎一十一枚

右三味以水五升煮取二升半分溫三服立愈試之行

神驗

大黃丸方

大黃一兩 蒸之二斗米下 巴豆五十枚 去心皮熬 消石三分 熬無者以芒消代之 桂

心二分 乾薑二分 炮

右五味擣篩四味別擣巴豆令如泥合和以蜜更擣二

千杵丸如梧子壞○案壞字原缺今據熙寧本補一丸湯服之但熱在膈上當吐在膈下當利豫作粥如服他吐下丸法服藥兩食頃不吐下以熱飲動之若不得吐下更可服一丸半能藥壯人可二丸此藥優於他下藥丸故宜大小下多冷粥解之若瘡綿挺如指蜜和一丸塗挺頭旦內瘡中膈出之不差更作溫病不得大便服之得下佳宿食不消亦服之飛尸遁尸漿服半丸日一應須臾止心腹脹滿痛服一丸瘧者依發日先○案熙寧本无先字宿勿食清晨服一丸丁壯人服二丸得吐下忍飢過發時乃食婦人產後血結中奔走起上下或絕產無子或月經不調面

目青黄服半丸小兒淋瀝〻熱臚脹大腹不欲食〻不
生肌三四歲者〇案熙寧本无者字如麻子服一丸日一六七歲
服兒二丸比三十日心腹諸病差兒小半之愈大良忌
野猪肉蘆笋生葱外臺卷四葉十四至十五

古今録驗卷四

療瘧方

療瘧豉心丸方

香豉五合熬令色變 常山三兩○案原作二兩今據熙寧本改 大黄三分 附子炮二分

右四味擣篩蜜和丸服如大豆十丸當向食訖至發來令服三十丸瘧不止亦可至四十丸瘧必止若膈上有停痰欲吐聽之若腹中實欲下亦無妨常有驗忌生葱生菜等

烏梅丸療瘧無問温瘴痰瘧悉皆主之方

烏梅肉二兩 常山二兩 鱉甲炙二兩 香豉二兩 蜀漆生用二兩 人參一兩

肉蓯蓉二兩　桂心二兩　知母二兩　桃人二兩去尖皮別擣如稀餳

右十味擣篩為末蜜和為丸○案為字據醫心方本補 如桐子空心以酒飲任下三十丸忌生葱生菜莧菜海藻菘菜一方有朴硝甘草各二兩為十二味 外臺卷五葉九○案范方云出第四卷 此方未載數巻

山瘴瘧方

瘴瘧及瘴氣常山酒方○案原作常山湯方今據醫心方本改

常山三兩細切

右一味擣碎虛弱者二兩蒜七瓣去皮中切以酒一小升半漬一宿旦去滓煖服盡須臾當吐好適○案原缺好適二字今據醫心方本段 令盡好過時食一日不得漱口及洗手面三七

日慎生葱生菜生冷肉麪油膩若早發者半夜服要令

吐外臺卷五葉二十二

一切瘧方

療一切瘧大有驗朱砂丸方

朱砂一兩 蜀常山三兩並須精上大秤○案並至秤六字原缺今據熙寧本補

右二味各擣下篩畢別取朱砂瓷器中細研可一日研

以麪白蜜和童兒擣一萬七千杵訖作丸以梧子大一

服三丸用清酒下行五十餘步隨意坐卧無酒湯下亦

得唯須暖將息病人氣力強仍不廢行動者則須於當

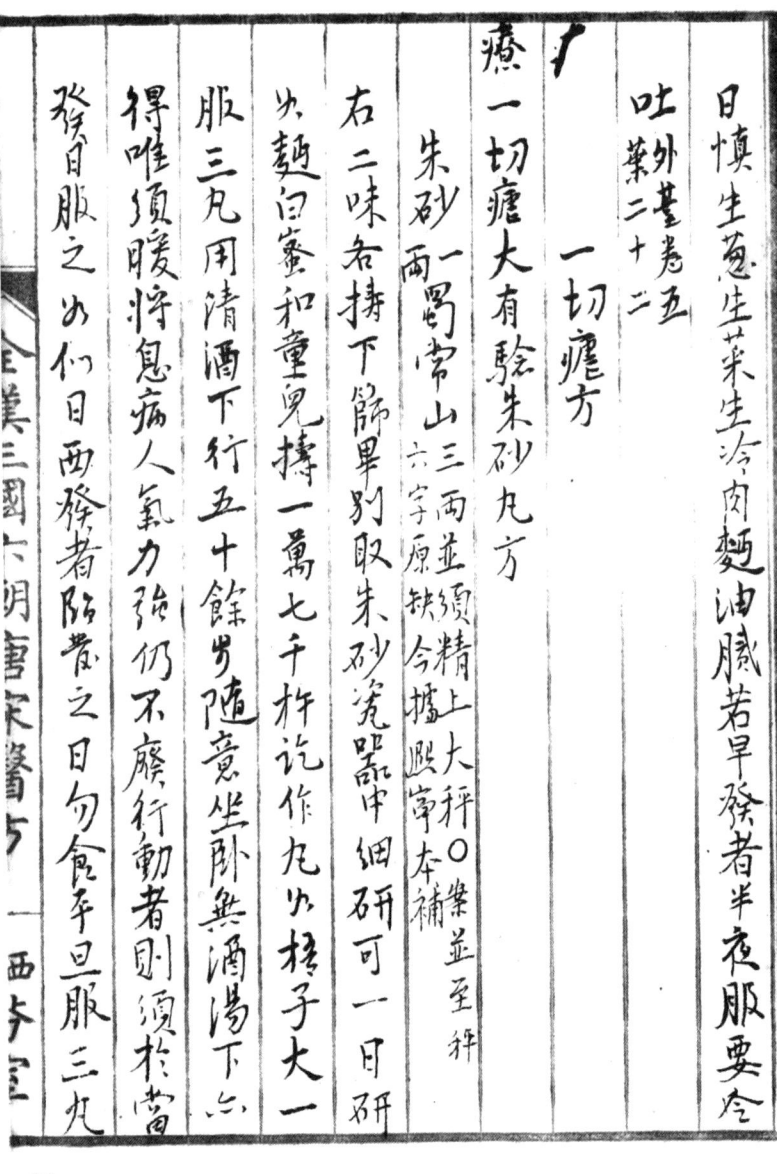

發日服之以仍日西發者臨發之日勿食平旦服三丸

已時服三丸午後更服三丸則差若不差必定輕微更
服則差餘時發者準此七日西一時任意消息其病人氣
力微弱者不得臨發日服必須前一日服之以似明日
發者今日平旦空腹服三丸至齋時食一椀粥至日西
更服三丸至日暮後食一椀汝粥這不得飽食至一更
盡更服三丸至平明食粥一椀至齋前更進三丸不得
食至午時更進三丸必差、後三日以來唯得食甜粥
飲慎忌生冷酢滑膩麵及飽食七日以來特忌生血物
生葱生菜若後七日餘者漸食生冷 二種須後日禁若
如百日來患差後還須百日禁忌生冷乃至七日患者

差還復禁七日生冷患未瘥縱多年但得百日以來禁生冷過百日後得食無妨若不禁者必還重發患未日久極重者不過十服瘥近者三五服則差病人十五以上者一服三丸十五以下七歲以上者一服兩丸七歲以下者一服一丸此小者分此一丸丶作二小丸服之

外臺卷五葉三十三至三十四

骨蒸方

除熱三黃丸療骨蒸熱身多瘡瘰癧癰腫者方

大黃　黃芩　黃連　當歸　茯苓　桂心　乾薑各一分

梔子十四枚擘　柴胡三分

右十味擣篩蜜和丸先食服如小豆三丸不知增至十丸欲取微利以意增之久服益良忌生葱醋物豬肉冷水

又方

大黃　黃連　黃芩各一兩　芒消二兩

右四味擣篩蜜和為丸一服五丸漸加以知為度忌豬肉冷水外臺卷十三 第四十九

療骨蒸狸骨丸方

狸骨　連翹各五分　土瓜　山茱萸　玄參　胡鷰屎

黃芩　丹砂　馬目毒公　鳶尾各二分　黃連　芍藥

十二門

雄黄 青葙子 龍胆 栝樓各三分

右十六味擣篩，蜜和丸如梧子，先食服三丸，日三。不知

稍稍增之，以知為度。禁食生魚、菜、豬肉、黄黍米、生血物。

外臺卷十三葉四十九 〇右

方原出范汪方云 古今錄驗同

解五蒸湯方

甘草炙，一兩 茯苓三兩 人參二兩 竹葉二把 葛根 乾地黄各三

兩 知母 黄芩各二兩 石膏碎，五兩 粳米一合

右十味，切，以水九升煮取二升半，分為三服。亦可以水

三升煮小麥一升，乃煮藥。忌海藻、菘菜、蕪荑、大醋。〇案原書

作火酢，今據此宋本改

甘草茯苓人參竹葉，止六味。一方無

半身不遂
療大痺一身不隨或半身一手一臂口不能言習習不知人不覺痛癢續命湯方
麻黄三兩 防風二兩 石膏 [illegible] 芎藭 黄芩 乾地黄 當歸 甘草炙各一兩 杏人四十枚去皮 桂心二兩
右十味㕮咀以水一斗煮取四升服一升日再服之當汗出 [illegible] 自覆 [illegible] 道風 [illegible] 不可見風 [illegible] 上氣咳逆面目大腫但得伏不得卧更 [illegible]
獨活湯療風半身不遂 [illegible]

三卅

五茎丸方

烏梅 雞骨一本是鶴骨○案幽寧本無此五字小注 紫菀 芍藥 大黄 黄芩 細辛各五分 知母四分 礬石鍊 桔梗各一分 桂心各二分

右十一味末之蜜和丸丸梧子飲服十丸日二忌生葱生菜一方無桂心四云並出第五卷中 外臺卷十三葉

風狂方 失志喜忘及忘言方

道士陳明進茯神丸一名定志小丸主心氣不定五藏不足甚者憂愁悲傷不樂忽忽喜忘朝差暮劇暮差朝發發則狂眩加茯神爲茯神丸不加茯神爲定志丸二分合少

口不能語方

獨活四兩 生葛根半斤 竹瀝二升 桑白三兩

防風二兩 半夏一斤洗 枚去皮 茯苓

桂心五兩 小麥一升 附子炮 甘

草二兩炙各 生薑十兩

右十味切以水一斗五升煮取

三升服一升日三一方去茯苓半夏

用麻黃三兩去節 忌羊肉餳

生蔥海藻菘菜猪肉冷水等

八風續命湯療半身不隨手

脚拘急不得屈伸體冷或癡或

智身強直不語或生或死狂言

不可名狀或角弓反張或欲得

食或不用食或大小便不利

皆療之方

麻黃去節八分 人參 桂心

當歸 獨活 甘草炙各三兩

石膏碎綿裹 黃芩 乾薑

各三分 杏人四十枚去皮尖兩人

右十味切以井花水九升煮取

三升分為二服日二服覆令汗出

可兩合方

菖蒲 遠志去心 茯苓各二分 人參三分○案原作三兩今據熙寧本改

右四味擣下篩服方寸匕後食日三 蜜和丸以梧桐子

服六七丸日三○案三原作五今據熙寧本改 亦得一方加茯神一兩

半牛黃五銖爲六物○案物原作味今據熙寧本改 茯苓遠志菖蒲各

一兩忌酢物羊肉餳

定志丸紫葳丸療五驚喜怒不安方

紫葳六分 遠志十五分去心 白龍骨七分 牛黃一兩 甘草十分炙 虎

頭皮十二分炙令焦 人參 桂心 白术各八分 防風七分 麥门

冬去心 雷丸各五分○案熙寧本作雷矢 柴胡六分

解今良白麋慎風不汗復更
服唯汗濕濕忌生葱海藻菘菜

八風九州湯療男子婦人不自
愛復當風所不汗出臥冷濕
地中身不隨手足苦冷或不隨
或俯仰屈伸難周身淫淫癢
四肢不收狀如風狂飲食損
少方

麻黄四兩去節 甘草炙 乾薑 附
子炮 防風 獨活各三兩 石
膏碎 茯苓 白朮 芍藥
柴胡 當歸 人参各二兩 杏人
四十枚去尖兩人 細辛二兩

右十五味切以水一斗清酒五
升漬三夜煮取四升分為
三服一日令盡若病人羸瘦
者用水煮服之栗許厚覆
當汗出緩緩去上衣汗解以粉
粉之忌生菜海藻菘菜
酢桃李豬肉 外臺卷十四葉三十四至三十六

右十三味各別擣下篩蜜和丸如梧桐子大先食服十丸日三甚良忌海藻菘菜桃李生葱 外臺卷十一十五葉三至四○案原出第五卷中

風邪方

麻子湯療風邪感結衆殃恍惚不安氣欲絶水漿不入口方

麻子五合熬 橘皮 芍藥 生薑 桂心 甘草炙各三兩

半夏五兩洗 人参一兩 當歸二兩

右九味切以水九升煮取三升分為三服忌海藻菘菜羊肉餳生葱等物○案明一字本無物字 外臺卷十五葉六至七○案方原出肘後云古今

録驗同

五邪方

五邪湯主邪氣啼泣或歌或哭方

禹餘粮研 防風 桂心 芍藥 遠志去心 獨活 甘

草炙 人參 石膏碎綿裹 牡蠣熬 秦艽各一兩 白朮 防

己 菖蒲 雄黄研 茯神 蛇蛻皮炙各一兩

右十七味擣麁篩以水一升半內三方寸匕煮二沸去

滓服之日四服忌生葱海藻菘菜桃李雀肉餳醋等〇

延尊本无等字

茯神湯主五邪氣入人體中見鬼妄語有所見聞心悸動

揉恍惚不定方

茯神二兩 人參 茯苓三兩 赤小豆四十枚 菖蒲三兩

右五味（○案：味照實本作物字）以水一斗煮取二升半分為三服

忌酢羊肉餳（外臺卷十五葉十至葉十一）

風驚悸方

茯神湯療風經五藏虛驚悸安神定志方

龍骨二兩 乾薑一兩半 細辛一兩半 白朮一兩 茯神三兩 人參

遠志（去心） 甘草（炙） 桂心 獨活各二兩 酸棗人一兩 防風二兩

右十二味切以水九升煮取三升分為三服忌海藻菘

菜桃李雀肉生葱生菜酢物

大竹瀝湯療大虛風氣入腹拘急心痛煩寃恍惚迷惑不知人或驚悸時怖吸吸口乾濇濇惡風寒時失精明歷節疼痛或緩或不握產婦体虛受風寒悸悸憒憒〇案熙寧本憒憒作憒憒悶心欲絶者并療風痓口噤不開目視如故耳亦聞人語心亦解人語但口不得開劇者背〇案背熙寧本作皆强反折百脉掣動悉主之方

秦艽　防風　茯苓　人參各二兩　茵芋　烏頭炮　黃芩　乾薑　當歸　細辛　白术各一兩　天雄一枚炮　甘草三兩炙　防風

右十四味切以竹瀝一斗五升水煮取四升分服一升羸

人服五合佳此湯取汗人痹寧少服也茵芋有毒令人悶亂
目花虛人可半兩良風輕者用竹瀝三升水七升小重
者竹瀝五升水五升風大劇停水用竹瀝一斗忌酢生
菜海藻菘菜桃李雀肉等外臺卷十五葉十五至十六 ○右二方原出第一卷中

驚癇瘈瘲方

療大人風引少小驚癇瘈瘲日數十發醫所不能療除熱
鎮心紫石湯方
紫石英 滑石 白石英 石膏 寒水石 赤石脂各八兩 大黃 龍骨 乾薑各四兩 甘草炙 桂心 牡蠣熬各三兩

右十二味擣篩盛以韋囊置於高涼處大人欲服乃取
水二升先煮兩沸便內藥方寸匕又煮取一升二合濾
去滓頓服之少小未滿百日服一合熱多者日二三服
每以意消息之紫石湯本○案本上原有一字今據影寫本刪無紫石英
紫石英貴者可除之永嘉二年大人小兒頻行風癇之
病得發倒不能言或發熱半身掣縮或五六日或七八
日死張思惟合此散所療皆愈忌海藻菘菜生葱外臺卷十
五葉二十六至二十七○右方原出肘後云古今錄驗同

風頭眩方

九江太守獨活散療風眩厥逆身體疼痛百節不隨目眩

心亂反側若癲發作無常方

獨活四分 白朮十二分 防風八分 細辛 人參 乾薑各四分

蜀天雄炮 桂心各一分 栝樓六分

右九味擣合細篩旦以清酒服半方寸匕日再忌桃李

雀肉猪肉冷水生菜生葱等物

防風湯療風眩嘔逆水漿不下食輒嘔起即眩倒發作有

時手足厥冷方

防風 白朮 防已 乾薑 甘草炙各一兩 附子炮 桂

心各半兩 蜀椒一百枚汗

右八味切以水四升煮取一升半分為三服忌猪肉冷

水生葱海藻菘菜桃李雀肉等外臺卷十五 葉三十七

卒死方

司空三物備急散 療卒死及感忤口噤不開者方

巴豆去心皮熬 乾姜 大黃各等分

右藥搗篩為散服如大豆許二枚以水三合和之腹脹煩熱須飲水飲多益佳○案自下又字起原書提行頂格今據熙寧本聯 又療心腹痛欲死人令得小利便佳○案自痛至佳十字原作痛幾死服如丸令小利差今據熙寧本改 如服常滿痛當令得下差一方服如一刀圭○案原无如字今據熙寧本補 以酒下之不能如刀圭者○案原无如字今據熙寧本補 便丸如大豆許四枚須臾○案原缺須臾二字今據熙寧本補 不知復

加一豆許不差又加一豆許若病者口噤不能自飲攪
○案攪原作振今據脈寧本改 口含之藥不預合預合者力歇卒病者
便合之無因木極中擣耳不過三服取利無不差者
丸尤良 外臺卷廿八葉八

古今録驗卷五

去黑子方并疣方

療黑子去疣等五灰煎方

石灰　蒴藋灰　桑灰　炭灰　蕈灰各一斗

右五味以水溲蒸令氣匝仍取釜中湯淋取清汁五升許於銅器中東向竈煎之不得令雞犬小兒女人穢者見之膏成好凝強如細沙糖即堪用量以點封之外臺卷二十九葉五十三

去黑子及贅方

生藜蘆灰五升　生薑灰五升　石灰二升半

右三味合和令調蒸令氣溜取甑下湯一斗從上淋之盡湯取汁於鐵器中煎減半更閑火煎以雞羽掃中即然斷藥成欲去黑子疣贅先小傷其上皮令裁破以藥點之此名三灰煎秘方不傳○案不傳二字原缺今據遊寧本補 外臺卷二十九葉五十 ○右方原出集驗云古今錄驗同

滅瘢痕方

療面上瘢滅之方

白殭蠶一兩 珊瑚一兩 白芷一兩 雞矢白二兩 朱砂一兩研

又方

木蘭香一斤以三歲米醋浸令沒百日出暴乾擣末以塗之 一方用醋漿水浸百日出暴乾服方寸匕日再 外臺卷二十九葉五十六至五十七 右方原出千金翼卷中 原出第十二卷

面皯方

療面皯方

取白蜜和茯苓粉傅面七日愈

療面皯黯黵合盈方

蘇合香 麝香 白附子炮 女菀 蜀水花各二兩 青木香三兩 雞舌香 鸕鶿矢各一兩

右八味先取糯米二升折○案折原作淅據宋本王燾本改硬炊一斗生用一斗合淳○案淳原作醇據宋本王燾本改酢用水一斛五斗構

稍澄取汁，合得一斛者，煮並令沸，以綿裹諸藥，內著沸漿中，煎得三升，藥熟，以澡豆洗皯處令燥，以藥傅皯上，日再。欲傅藥，常以酢漿水洗面然。○案：然，原作後，據宋本、[illegible]章、李改。塗藥至三回，令皯處當小急痛，皯處微微剝去，便白。以將三洗三傅，玉屑膏說白粉之，若急痛，勿怪，癢勿搔之，但以粉粉上面。而○案：而，原作面，據宋本改。挨抑癢處，滿百日可用。脂胡粉取差。外臺卷三十二葉十三至十四 右方原未著數卷

療面皯皰及產婦黑䵟如雀卵色羊膽膏方

羊膽一枚 豬脂一合 細辛一分

右三味，以羊膽煎三上三下，膏成，夜塗傅，早起洗以漿

水洗去鼾

療面䵳皰皯玉屑膏方

玉屑　珊瑚　木蘭皮各三兩　辛夷去毛　白附子　芎藭

白芷各二兩　牛脂五兩　冬瓜人十合　桃人一升　猪脂五合　白狗脂

商陸一升

右十三味切煎三上三下白芷色黃其膏成洗面塗膏

神驗

療面黑似土皯皰白蘞脂方

白蘞一分　白礬一分燒　石脂一分　杏人半分去皮尖

右四味搗篩雞子和夜塗面明旦以井花水洗之白然驗

即白歛也甚妙老与少同 外臺卷三十二第二十至二十一右驗方驗未本卷数

面皰方

主皰方

雄黃 峭粉末 水銀分並等

右三味以臘月猪脂和以傅面皰上差止

卒得面皰方

土瓜根 水銀 胡粉 青羊脂分等

右四味爲粉和傅面皰上差止

又方

胡豆二兩 水銀二分

右二味和猪脂研匀以傅之

男女皰面生瘡方

黄連二两 牡蠣三两熬

右二味搗篩以粉瘡上頻傅之即差

𤻲面皰痒腫白附子散方

白附子 青木香 由跋 各二两 麝香二分

右四味爲散以水和塗面

𤻲面皰氣甚如麻豆瘡痛搔之黄汁出及面黑色黯黮不可去之葵子散方

冬葵子 柏子 茯苓 等分

右三味為散以酒服方寸匕日三差外臺卷三十二葉二十二至二十三

右六方並未舉卷數

頭風白屑方

生髮療及頭風痒白屑膏方

烏喙 莽草 細辛 續斷 石南草 辛夷人

皂莢 澤蘭 白朮 防風 白芷各二兩 柏葉 竹葉切各一升 猪脂五升 生麻油七升

右十五味以苦酒漬一宿以油脂煎候白芷色黃膏成濾捩收以塗頭髮先沐洗然○案然原作後據宋本巡寧本改用之妙外臺卷三十二葉三十一至三十二右方未舉卷數

手膏方

白芷四兩 芎藭 藁本 萎蕤 冬瓜人 辣人三兩去

桃人一兩去皮 棗肉二十枚 猪脏四具 冬瓜瓤汁一升 橘肉十枚

猪脏四具 栝樓子十枚

右十二味，以水六升煮取二升，酒三升挼猪脏取汁，桃人研入，以洗手面。外臺卷三十二葉五十一至五十二 右方未考數

口脂方

合口脂法

好熟朱砂三兩 紫草五兩 丁香末二兩 麝香末一兩 口脂五十挺 武德六年十月內供奉尚藥直長蔣合進 沈香三斤本作三斤 □ 檕宋 五藥 上蘇

合四兩半　麝香二兩　甲香五兩　白膠香七兩　雀頭香三兩〇案宋本
作五兩　丁香一兩　蜜一升
右十四味並大秤大兩麝搗碎以蜜搃和分為兩分一
分内瓷器瓶内其瓶受大四升内訖以薄綿羃口以竹
箋交絡蔽瓶口
藿香二兩　苜蓿香一兩　零陵香四兩　茅香一兩　甘松香一兩半
右五味以水一斗〇案宋本作一升酒一升漬一宿於胡麻油
一斗二升内煎之為澤去滓均分著二坩各受一斗掘
地著坩令坩口與地平土塞坩四畔令實即以上甲煎
瓶器覆中間一尺以糠火燒之常令著火糠作火即散

著糠三日三夜，燒十石糠即好。冷出之，綿濾即成甲煎。

蠟○案宋本作臘，下同七斤，上朱砂一斤五兩，研令精細，紫草十十一兩。於蠟內煎紫草，令色好，綿濾出停冷。先於灰上消蠟，內甲煎及攪，看色好，以甲煎調。硬即加煎，軟即加蠟○案宋本作如臘。取點刀子刄上看硬軟。著紫草於銅鐺內消之。取竹筒合兩口脂法○案兩原作面，並原脫口脂法三字，據宋本、畑寧本補。紙裹繩纏，以鎔脂注滿，停冷即成。於○案原脫於字，據宋本、畑寧本補口脂模法：取乾竹徑頭一寸半，一尺二寸，鋸截下兩頭並不得節，豎頭三分破之，以四重紙裹筒底，又以紙裹筒，令縫上不得漏，以繩纏去中分前兩相著○案著宋本、畑寧本作者

合令蜜○案蜜宋本作密 先以冷甲煎塗模中合之以四重

紙裹筒底又以紙裹筒令縫上不得漏以繩子纏消口

脂瀉中令滿停冷解開就模出四分以竹刀子約筒截

割令齊整所以約筒者筒口齊故也○案宋注云前有麝香末一兩後又

有麝香二兩未詳 外臺卷三十二葉五十二至五十四右方未舉卷數

甲煎方

甲煎方

沈香 甲香各五兩 檀香半兩 麝香一兩 附子 甘松香

蘇合香 白膠香各二兩

右八味擣碎以蜜和內中瓷瓶中令滿綿幕口以竹篾

十字絡之又生麻油二升零陵香三分半藿香二分苜(?)
香二分右○（東右厚作揭此摹本改）又相和水一升漬香一宿著油
內微火上煎之半日許澤成去滓別一瓷瓶中盛將小
香瓶覆著口入下瓶口中以麻泥封并泥瓶厚五分埋
土中口與地平泥上瓶訖以糠火緣緣半日許若瓶上
放火燒之欲盡糠勻令絕三日三夜煎成停二日許得
冷取澤用之云停二十日轉好云燒不熟即不香須熟
燒此方妙
又方
蠟 蠶糸十两 紫草一両半

右三味和蠟煎令調紫草和朱砂併擣瀉筒中外其卷 三十二

葉五十六至五十

七右方未詳卷數

古今録驗卷六

飛尸方

附著散療飛尸在人皮中又名惡脉又名賊風發時急頭痛不在一處鍼灸則移發時一日半日乃微差須臾復發皆療之方

細辛 天雄炮 莽草各一分 桂心三分 附子炮四分 雄黃二分研

烏頭炮四分 乾薑四分 真珠二分研

右九味擣下篩服五分匕不知稍增當以好酒服之忌猪肉冷水生葱生菜外臺卷十三 葉二十六

鬼疰心腹痛方

還命千金丸療萬病心腹積聚堅結胸滿逆滿欬吐宿食不消中風鬼疰入腹面目青黑不知人方

雄黃研 鬼臼 徐長卿 礜石泥裹燒 瓜丁 雌黃研 乾薑各四分 野葛七分炙 斑貓二十枚去翅足熬 蜀椒四分去目汗 地膽十五枚去翅熬 射罔二分 ○丹參四分

右十三味擣篩蜜和擣三千杵丸如小豆先食服一丸日三不知漸增以知為度若百毒所螫牛觝○觝原作觸今據匹寧本段踐馬所蹹囓癰腫瘰癧以一丸於掌中唾和塗痛上立愈正月旦以椒酒率家中及大小各服一丸終歲無病神良有驗祕必不傳外臺卷十三 葉三十八

○因原作肉今據匹寧本段

鬼疰羸瘦方

黃帝護命千金丸療羸瘦歷年胸滿結痰飲食變吐宿食不下中風鬼疰疾瘦方

野葛（炙）七寸　斑猫二十枚（去足翅熬）　雄黃（研）　雌黃　鬼臼　人参　丁　丹砂（研）　礜石（泥裹燒半日）　沙參　莽草（炙）　椒（去目汗）各一兩　地膽十五枚（去足翅熬）

右十二味擣下篩蜜和擣三千杵丸如梧子服五丸日二卒中惡氣絕不知人服如小豆二丸老小半之牛馬所齕（○案：齕原作齧，今據照寧本改）殘癰腫若蟲毒所嚙取一丸著掌中唾和塗瘡中毒上立愈正月旦以酒率家中大小各

一丸　歲不病若傷〻多熱服一丸若欲視病服一九

病者共臥不恐惡生血物

犀角丸療百病鬼疰惡風入人皮膚淫〻液〻流無常處

四肢不仁攣引腰背腹脹滿心痛逆氣填胸不得飲食喘

喘短氣〻熱羸瘦喜惡夢與鬼神交通熱欬唾膿血皆療之

方

犀角屑　桂心各三分　羚羊角屑　牛黄　鬼臼　附子炮

獺肝炙各二分　巴豆三十枚去心皮熬　蜈蚣四枚去足炙　麝香研　真珠

雄黄研　丹砂研各四分　射罔一貝　蜀十箇燒

右十五味擣篩蜜和擣五千杵平旦服如胡豆二丸日

三慎生葱猪肉冷水蘆笋生血等物外臺卷十三葉三十九至四十

五癇方

莨菪子散療五癲反側羊鳴目翻吐沫不知痛處方

豬卵一具陰乾百日　莨菪子三升　牛黃八分研　鯉魚膽五分　桂心十分研

右五味切以清酒一升漬莨菪子暴令乾盡酒止乃擣合下篩酒服五分匕日再當如醉不知稍增以知為度

忌生葱等○案既宋本无等字

鐵精散療五癲方

鐵精一合研　芎藭　防風各一兩　蛇牀子五合

右四味合擣篩酒服一錢匕日三有效

療五癲牛癲則牛鳴馬癲則馬鳴狗癲則狗吠羊癲則羊鳴雞癲則雞鳴五癲病者腑藏相引盈氣起寒厥不識人氣爭瘈○案瘈原作瘛今據熙寧本改瘲吐沫久而得蘇雄黃丸方

鉛丹二兩熬成屑　真珠　雄黃研　水銀熬　雌黃各一兩一方無

丹砂半兩研

右六味擣和以蜜又擣三萬杵乃丸先食服胡豆大三丸日再驚癇亦愈良　忌生血物外臺卷十五葉二十二至二十三

風癲方

風癲六生散方

菖蒲　芎藭一作藜蘆　防風　茵芋　商陸根　蜀附子

炮各二兩

右六味擣下篩酒服錢五匕日再服不知稍增以知為度忌猪肉冷水羊肉餳牛犬肉蒜等○案醫心方本無等字

侯氏黑散療風癲方

菊花四十分 防風 白术各十分 茯苓 細辛 牡蠣熬

鍾乳研 礬石泥裹燒半日研 人參 乾薑 桂心 芎藭

當歸 礬石如馬齒者燒令汁盡研各三分 黃芩五分

·右十五味擣合下篩以酒服方寸匕日三忌桃李雀肉胡荽青魚鮓酢物生葱生菜外臺卷十五葉二十○右方另出第十卷中

古今錄驗卷七

五疰方

五疰丸一名神仙丸一名千金丸一名轉疰丸一名司命丸一名殺鬼丸療萬病邪鬼疰忤心痛上氣厥夢蠱毒傷寒時疾瘦癘方

丹砂研 礜石泥裹燒半日 雄黃研 巴豆去心皮熬 藜蘆熬 附子炮二分 蜈蚣一枚炙去足

右七味擣篩蜜和丸以小豆服一丸日一即差不解夜半更服一丸定止帶一丸辟惡忌猪肉冷水生血物狸肉

五野丸療五疰尸疰哭疰淡疰宍疰热疰在身体宍热短氣兩脅下痛引背腰脊吸吸少氣不能行飲食少面目痿黄小便難頸項強不得俛仰腹陛癖脇左右下雷鳴脹手足煩疼目不明青志久風濕痹腰脊不隨喜夢寤百病皆療之方

牛黄研　麝香研　蜀椒汗去目　雄黄研　大黄　當歸　蜀

烏頭炮　蜀天雄炮　消石熬一方用芒消各一分　人參　桂心

朱砂研 不字據嘔韋本補 〇 桑菜鉄研　細辛　乾薑各二分　石蜥蜴一枚炙 〇

桑原作石蜥蜴今據嘔韋本改　巴豆五十枚去心皮熬　鬼臼二分

右十七味擣篩蜜和丸以梧子服三丸日再不知稍增

以知為度忌猪肉蘆笋生葱生菜生血物外臺卷十三葉三十二至三十三○案右二方第一方云出第七卷中此方云出第六卷中

華佗録袟五疰丸○案袟原作帙據照寧本改療中惡五疰五尸入腹胸脅急痛鬼擊客忤停尸垂死者入喉即愈若已噤將物強發開若不可發扣齒折以灌下藥湯酒隨進之即効方

丹砂研 雄黃研 附子炮各一兩 甘遂半兩 豉六十粒熬 巴豆六十枚去心皮熬令變色

右六味擣下篩巴豆別研令如脂乃更合擣取調白蜜和之藏以密器若有急疾服胡豆二丸不覺更益以飲投之此藥多有所療技鬼解畜破積去水良驗忌生血

物猪肉蘆笋（外臺卷十三葉三十一〇右方 原書删無方云古今录驗同）

五尸方 入

八毒赤丸療五尸癥積及惡心痛蠱疰鬼氣無所不療即是李子豫赤丸（出胡錄）

雄黃（研） 真珠（研） 礬石（泥裹燒半日） 牡丹皮 巴豆（去皮心熬） 附子（炮） 藜芦（炙各一兩） 蜈蚣（一枚炙去足）

右八味擣篩蜜和丸服如小豆二丸日一極得吐下欲長將服者可減一丸忌豬肉狸肉蘆笋生血等物

五尸丸療諸尸疰方

芍藥 桂心 細辛 吳茱萸（合一） 丹砂 芎藭 烏頭（炮）

乾薑（炮）各四 蜀椒一兩（去目汗） 梔子人五 巴豆四十枚（去心皮熬）

右十味擣下篩蜜和丸如大豆一服三丸日三忌猪肉

生葱蘆笋生血等物（外臺卷十三葉二十九至三十）

鬼疰方

神祕丸療鬼疰邪忤飛尸疰聲犬馬噬蜂虵毒螫蠱皆消

除方

大黃四兩 硝石三兩（熬） 巴豆（去心皮熬） 雄黃二兩（研）

右四味擣篩蜜和丸如小豆先食服二丸日一服忌野

猪肉蘆笋（外臺卷十三葉三十七）

古今錄驗卷八

心痛方

療心痛黃連湯方

黃連八兩

右一物㕮咀以水七升煮取一升五合絞去滓適寒溫

飲五合日三忌豬肉冷水 外臺卷七葉三

九種心痛方

療蛔蟲惡吐水心痛鶴蝨丸方

鶴蝨十兩○作三兩 案近年 擣篩蜜和丸為用蜜漿水平旦

服二十丸日只一服○案此亭本與下有名條前不相妨禁肉若不服則得食 十四

字以明(?)此年方故不添入以上攟此年秘錄輯

韋云患心痛十年不可過於雜方內見合服之便差〇案自可至差十三字原作不差今服此便愈今攟宋本并匯寧本改 外臺卷七葉三〇右方攟此年秘錄輯

卒心痛方

療卒心痛方

先煮三沸湯一升以鹽一升合攪飲之若無火以作湯仍可用水鹽或半升服之 外臺卷七葉十二〇右方原出肘後云古今錄驗同

心痛懊憹方

療心痛懊憹悁悶築築引兩亂又〇案又匯寧本作互或如刺困極

桂心湯方

桂心一兩半 茱萸二兩 芍藥三兩 當歸二兩 生薑半斤（無生薑以乾薑代之五兩）

右五味，切，以水一斗二升，煮取四升，服一升，晝三夜一。

良有驗。忌生葱。外臺卷七葉十八

久心痛方

療久心痛腹痛，積年定不過一時間還發，甚則數日不能食，又便出乾血，窮天下方不差，甄立言處犀角丸，服之數日則差方

犀角二分屑 麝香二分碎 朱砂四分光明者研 桔梗二分 莽草二分炙

鬼臼二分 附子二分炮 桂心二分 貝齒五枚 甘草六分炙 芫花二分熬

巴豆二十枚去心皮

右十三味擣篩蜜和丸如梧子飲服一丸日漸加至三丸以利爲度忌生葱豬肉野豬肉蘆筍生血物等方無附子千金有雄黃 外臺卷七葉二十

○案下有療心痛方因僞故删

真心痛方

真心痛論○案論原作証據宋本并照寧本改手足清○案清原作青據宋本并照寧本改至節心痛甚者旦發夕死夕發旦死療心痛及已死方

高其枕拄其膝欲令腹皮蹙柔灸○案灸原作爪據宋本并照寧本改其臍上三寸胃管有頃其人患痛短氣欲令人舉手者小舉手問痛差緩者止 外臺卷七葉二十二

腹痛方

芎藭湯療卒苦腹中拘急痛方

藭芎 當歸 桂心 芍藥 甘草炙各一兩 黄芩半兩 乾薑半兩 杏人三十枚去皮尖兩人熬 ○案原無兩人熬三字據宋本延壽本補

右八味切以水五升煮取二升分再服忌海藻菘菜生葱 外臺卷七葉二十三

心腹痛方

通命丸療心腹積聚苦中絞痛又心迫滿脅下急遶臍方

○案急遶臍原作脹痛今據宋本并延壽本改

大黄 遠志去心 黄芩 麻黄去節 甘草炙已上各四兩 芒消三兩

杏人六十枚去皮尖兩人熬○案原无兩人熬三字據宋本醫寧本補又醫寧本无皮字

巴豆五十枚去心皮熬別為脂　豉二合熬○案原无熬字據宋本醫寧本補

右九味擣合下篩蜜和丸如梧子大先食飲服三丸日三

忌野猪肉蘆筍海藻菘菜　外臺卷七葉二十七至二十八

當歸湯療心腹撴痛○案撴原作絞據宋本并醫寧本改諸虛冷氣滿方

當歸三兩乾薑四兩甘草二兩炙○原作三兩據宋本改芍藥二兩厚朴

三兩炙黃耆二兩蜀椒一兩汗半夏三兩洗肉桂三兩人參三兩

右十味切以水一斗煮取三升二合強人可一升羸人

服八合大冷者加附子一枚炮忌海藻菘菜羊肉餳生

葱　外臺卷七葉二十七○右方原出小品云古今錄驗同

寒疝腹痛方

楚王瓜子丸療心腹卒疝胷脅支滿食飲不化卒中腹痛及喉痹風痙齊〇案齊原作頭今據宋本幽寧本改項强急不得俛仰方

桂心五分 茱萸三兩 白薇一分 乾薑四分 烏頭二分炮 蜀椒五分汗〇案宋本椒上无蜀字分下有熬字 藭芎四分 防葵二分 白芷三分

右九味末之合蜜和爲丸大梧子先食服一丸日三不知稍稍增之以腹中溫身中懷懷爲度忌生葱猪肉冷水 方中無瓜子未詳方名 外臺卷七 葉四十七

寒疝氣腹中虛痛及諸脅痛裹急當歸生薑等四味湯〇案原缺湯字今據宋本幽寧本補主之

當歸 生薑 芍藥三兩炙 羊肉三斤

右藥切，以水一斗二升煮肉爛熟，出肉，內諸藥煎取三升，分溫服七合，日三，數有效。外臺卷七葉四十六 右方原出小品，云古今錄驗同

寒疝心痛

療心痛寒疝牡丹丸方

牡丹去心 桂心各二兩 烏頭炮，二枚

右三味末之，合蜜和為丸，如大豆，旦起未食服三丸，日二。不知稍增之，藥少急，寧少服。并治遁尸發動。無烏頭附子亦可用，炮之。忌胡荽、豬肉、冷水、生葱等。外臺卷七葉四十九

解急蜀椒湯主寒疝氣心痛如刺繞臍腹中盡痛白汗出
欲絕方

蜀椒二百枚汗 附子一枚炮 粳米半升 乾薑半兩 半夏十二枚洗 大棗二十枚 辟字〇案原缺辟字今據巡字本補 甘草一兩炙

右七味切以水七升煮取三升澄清熱服一升不差更服一升數用療心腹痛搓徹困急欲死（〇墨一字據宋本補）解結逐邪上下痛良忌豬羊肉餳海藻菘菜 小品方有甘草一兩炙 外臺卷七第四十八搨小品方

緝方

七疝方

七疝丸療疝諸它臍傍痛上叉〇案叉原作支據宋本并巡字本改胷中滿

少氣太醫丞樊之方

蜀椒汗五分 乾薑 厚朴炙 黃芩 細辛 芍藥 桂心各四分 桔梗二分 烏喙一分炮 柴胡一分 茯苓一分 牡丹皮一分

右十二味擣篩蜜和丸梧桐子大先餔以酒服七丸日三不知漸加以知為度忌猪肉冷水生葱生菜酢物胡荽

外臺卷七葉五十

右方原出第十卷中 ○

胸痺短氣方

療胸痺達背○案達作連 宋本并盟字本改 痛背痛短氣細辛散方

細辛 乾地黃 甘草兩炙各二 桂心 茯苓 枳實炙 白朮 生薑 栝樓實各三兩

右九味擣篩酒服方寸匕日三忌海藻菘菜大醋蕪荑

生桃葱李雀肉等○案忌至等十六字原脱據宋本熙寧本補 外臺卷十二葉三十九

右方原出深師云古今録驗同

胸痺痛方

療胸中隱然而痛脊膂○案膂原作旁今據宋本熙寧本改肩痛方

桂心一分 乾薑一分 人參三分 細辛三分 烏頭一分炮 山茱萸三分

貝母三分

右七味擣下篩和以蜜丸如小豆大酒若粥汁呑二丸

稍稍益以胸中痛心○案心原作止今據宋本并熙寧本改溫溫為度忌

生葱生菜猪肉冷水

此下接下葉
[illegible]枳實湯

療胸痺偏緩急薏苡人散方

薏苡人五百枚　附子十枚大者炮　甘草三兩炙

右三味擣下篩服方寸匕日三忌海藻菘菜猪肉冷水

療胸痺偏緩急薏苡人散方

薏苡人一千五百枚　附子大者十枚炮

右二味擣下篩服方寸匕日三不知稍增之忌猪肉冷水　外臺卷十二葉四十

胸痺噎塞方

胷痺之病胸中愊愊如滿噎塞習習如癢喉中澀唾燥沫是也橘皮枳實湯主之方

此方入上葉第二首薏苡人散方後

橘皮半斤 枳實四枚炙 生薑半斤

右三味切以水五升煮取二升分再服 外臺卷七葉四十〇右方本出

傷寒論云古今錄驗同

療胸痺心中痞堅留氣結於胸中胸滿脅下逆氣搶心枳

實湯方

陳枳實四枚炙 厚朴四兩炙 薤白八兩 桂心一兩 栝樓實一枚

右五味先以水五升煮取枳實厚朴取二升半去滓

內餘藥又煎三兩沸去滓分溫三服除心氣良忌生葱

〇案原缺忌生葱三字據宋本與宋本補

外臺卷十二葉四十 右方本出范汪云古今錄驗同

胸痺心痛方

小草丸療胸痹心痛逆氣膈中飲不下方

小草三分 桂心三分 蜀椒三分汗 乾薑二分作三分 ○宋本 細辛三分

附子二分炮

右六味擣合下篩和以蜜丸如梧子大先食米汁服三丸日三不知稍增以知為度忌猪肉冷水生葱生菜 外其

卷十二葉四十一至四十二

胸痹不得卧心痛徹背者栝樓薤白半夏白截漿湯主之方

大栝樓一枚 薤白切三兩 半夏半升洗

右三味以白截漿一斗煮取四升去滓溫服一升日三

~~羊肉餳~~ ~~右件手不~~ 外臺卷十二葉四十二 ○右方亞出傳之論 云古今錄驗同

白癜風方

療疱白癜風商陸散方

生商陸根切一升 白斂 天雄炮 黄芩各三兩 乾薑四兩

附子炮 躑躅花一升

右七味擣篩酒服五分匕日三忌猪肉冷水

療白癜風附子膏方

附子炮 天雄炮 烏頭炮各三兩 防風二兩

右四味切以猪膏三升合煎之先服散白癜上以膏傅之一方無防風

又方

蘼蕪草煮以拭之取差〔外臺卷十五、葉五十四〕

白駮方

療面白駮方出徐王

鱉甲　蟬頭　蛇蜕　鸛帶　脯腊　履底　蛇皮

右七味〔○案：味，醫寧本作物〕等分，以月蝕之夕，盛蝕時合燒之，擣篩，以酒服方寸匕，日二〔二〕服，止，以淳苦酒和塗白上，拼〔○案：拼，醫寧本作拼〕除之

又方

荷葉裹鮓，令葉相和，更裹，令大臭爛，先拭去𠆤，熱傅之

即差二公主方

療舉體苦白駮經年不差此風虛生菖蒲酒方

陸地菖蒲細切一石別煮 天門冬一斤去心 天雄三兩去皮生用 麻子人一升 茵芋 乾漆 乾地黃 遠志三兩去心各 露蜂房五兩 苦參一斤 黃耆半斤 獨活 石斛各五兩 柏子人二升 蛇皮三尺 大蓼子一斤

右十六味㕮咀之以絹囊盛著先以水二斛五斗煮菖蒲根取八斗以釀一斛五斗米許用七月七日造冬月酒成漉糟傾藥著器中下消藏令人延年益壽耳目聰明氣力兼倍一劑不覺更作尤妙當以差為期更重煮

菖蒲去滓取汁以漬洗慈佳益禁食羊肉餳鯉魚豬肉

蕪荑雞犬生淤十日酒定盡須去滓佳外臺卷十五葉五十五至五十

六

滿

古今錄驗卷九

薑附湯療冷氣滿短氣嘔沫頭痛飲食不消化方

附子炮六 生薑十二分

右二味切以水八升煎取三升二合分為三服忌猪肉

冷水等 外臺卷二十七 八葉 至二十八

欬嗽方

天門冬煎療欬嗽方

天门冬六兩去心 杏人三升去双人皮尖碎 椒三升熬令汗出 桂心 厚

朴炙 杜仲 苦參各三兩 附子六兩炮 乾薑六兩 烏頭二枚炮

人參六兩 蜈蚣一枚去頭足炙

右十二味別擣杏人其餘者合擣下篩以五斤膠飴和擣千杵服如大棗一枚日三忌冷水豬肉生葱鯉魚外臺卷九葉三

療欬紫菀七味湯方

紫菀半兩 五味子一兩 桂心二兩 麻黃四兩去節 杏人七十枚去皮尖兩人碎 乾薑四兩 甘草二兩炙

右藥切以水九升煮取二升半去滓溫服七合日三服忌海藻菘菜生葱蒜麪腥膩外臺卷九葉二 右方原出小品 云古今录驗同

紫菀飲主欬嗽方

療三十年欬 已上本
特生礜石一兩泥包燒半日 欬冬花一兩 豉三百枚 巴豆十六枚去皮心熬別搗如脂
右四味搗篩蜜和服如大豆米飲下二丸不知稍增至四五丸忌野豬肉蘆筍 外臺卷九第四右方原出深師

紫菀 貝母 茯苓 杏人去皮尖兩人者 生薑各三兩 人參二兩 橘皮一兩去脉
右七味切以水五升煑取一升五合去滓分溫三服 丸人行七八里○案原脱八字據外臺本補 更進一服忌葱蒜麪酢 外臺卷九第三葉右方原出 葉本四與千金云上氣喉鳴同

上氣喉中水雞鳴方

沃雪湯 療上氣不得息臥喉中如水雞聲氣欲絕方
麻黃去節四兩 細辛二兩 五味子半升 桂心 乾薑各一兩半 夏如博棊子八枚洗去滑一方四兩 ○案原缺如博棊子四字據外臺本補
右六味切以水一斗煑取三升絞去滓適寒溫服一升

投杯則臥一名投杯麻黃湯令人汗出不得臥勿怪亦
可從五合不知稍增日再凡煑麻黃先煎二沸去上沫
又内餘藥忌生葱生菜羊肉餳
投杯湯療久欬嗽上氣胸中寒冷不得息食臥不安席每
牽繩而起咽中如水雞聲方
欵冬花四十顆　細辛一兩　紫菀三兩　甘草炙　桂心　麻黃去節
乾薑各二兩　五味子半升　杏人四十枚去皮尖兩人者　○案原缺去至者六字據迎
寅本尊補半夏半升洗
右十味切以水八升煑取二升分再服臥汗出即愈忌
海藻菘菜生菜生葱羊肉餳外臺卷十葉二十九至三十

瘵久欬逆上氣体腫短氣脹滿晝夜倚壁不得卧喉常作

水雞鳴白前湯方

白前二兩 紫菀 半夏洗各三兩 大戟切七合

右四味切先以水一斗漬之一宿明旦煮取三升分三

服忌羊肉餳 外臺卷十葉二十八原出深師云古今錄驗同 ○右方

瘵欬逆喉中如水雞聲貝母湯方

貝母 甘草炙二兩 麻黃去節 桂心各四兩 半夏洗 乾薑各三

兩 杏人七十枚去尖皮兩人者熬 ○案至熬七字據四庫本補

右七味切以水二斗三升先煮麻黃得十沸內藥煮取

三升溫服七合日三忌海藻菘菜生葱羊肉餳

療欬而上氣喉(咽)中作水雞聲射干麻黃湯方

射干十二枚 麻黃去節 生薑各四兩 紫菀三兩 款冬花三兩 細辛三兩 五味子半升 半夏如錢大許八枚洗○集草缺如至許四字據巡寧本補 大棗七枚

右九味，切，以東流水一斗二升，煮取三升，分三服。忌羊肉、餳、生菜。外臺卷十葉二十八至二十九 ○右二方並出小品，云古今錄驗同

古今録驗卷十

心腹脹滿方

消化丸療人腹脹心滿腸胃結食不消化嘔逆頭痛手足煩疼此方出太醫熟藥〇案原作太醫院藥今據宋本并熙寧本改　常用芫花丸方

芫花一兩熬　大黄　葶藶子熬　甘遂　黄芩各二兩　巴豆四十枚去心皮熬別研　消石一兩

右七味擣合蜜和丸如梧子先食服三丸日再服一方無消石忌野猪肉蘆笋等外臺卷七　葉三十二

癥瘕積聚方

療久久三十歲心腹疝瘕癥積聚邪氣往來厥逆搶心痛
大痺羸瘦少氣婦人產乳餘疾胸脅支滿不嗜食手足悁
煩月水不通時時便血名曰破積聚烏頭續命丸方
食茱萸十分 芍藥五分 細辛五分 前胡五分一云柴胡 乾薑十分 烏頭
十分炮 紫菀 黃芩 白朮 白薇各三分 芎藭 人參
乾地黃各五分 蜀椒汗十分 桂心十分
右十五味擣篩蜜和為丸如梧子大先食服三丸日三
不知稍加至七丸忌生菜生葱豬肉冷水桃李雀肉蕪
荑等外臺卷七葉五十四

寒癖方

療腹中冷癖水穀癊結心下停痰兩脅痞滿按之鳴轉逆

害飲食方

巴豆三十枚去皮心熬○案原作三十枚煮熟崇本作三十枚去皮煮今據宋本改 杏人二十枚去兩人及尖皮熬○案原缺去至熬七字據宋本與崇本補 桔梗六分 藜蘆四分炙

皂莢三分炙去皮子○案原缺炙字子字據宋本補

右五味搗篩和丸如胡豆未食服一丸日三欲下病者

服二丸長將服百日都好差忌猪肉蘆笋狸肉外臺卷十二葉

五○右方原出肘後云古今錄驗同

久癖方

曾青丸療久寒積聚留飲宿食天行傷寒者服之二十日

愈久服令人延年益壽殷仲堪云○案殷仲堪宋本作浩仲堪惟趣亭本亦作殷仲堪故趣亭書

扁鵲曾青丸療久癖積聚留飲宿食天行傷寒欬逆消渴隨病所在久病羸瘦老小宜服藥或吐或下或汗出方

曾青二分　寒水石三分　朴消二分　茯苓三分　大黃三分　附子三分炮

巴豆二分去心皮熬○原缺心至熬四字今據宋本補

右七味各異擣下篩巴豆消石○案石原作相宋本作不今據趣亭本改合擣六千杵次內附子擣相得次內[illegible]茯苓擣相得次內大黃擣相得次內曾青擣相得次內寒水石擣相得次內蜜和擣千杵大人服大豆二丸五歲以下小麻子一

丸二三歲兒以黍米一丸以服藥以厚粥清下當覆臥令汗出吐下氣發作服二丸霍亂服三丸泄痢不止服一丸可至二丸一方用曾青三分忌猪肉冷水蘆笋大酢　外臺卷十二　葉六至七

食不消成癥積方

療卒食不消欲成癥積艾煎丸方

白艾五尺圍一束○案原缺五尺圍三字今據千金、宋本補　薏苡根一大把○案原缺大字據千金、宋本補

右二味合煑汁成以餌取半升一服之便○案便原作使據宋本正

宋本補　刺吐去宿食神驗　外臺卷十二　葉十八　千金方卷廿十一　葉廿一

癖癥

癖癥堅心下大如杯食則腹滿心腹絞痛 已上十六字出本書

葶藶二兩熬 〇原缺熬 大黃二兩 澤漆四兩洗

右三味擣篩蜜和擣千杵服如梧子二丸日三不知

稍加 外臺卷十二葉十九 已上攟附後方緝

心腹積聚方

匈奴露宿丸療心腹積聚膈上下有宿食留飲神方出僧

深

甘草三分炙 大黃二分 甘遂二分 芫花二分熬 大戟二分炙 葶藶

子二分熬 苦參一分 消石一分 巴豆半分去心皮熬

右九味細擣，合蜜和丸如小豆，服三丸，當吐下，不吐下，稍益至五六丸，以知為度。先服少起。忌海藻、菘菜、蘆笋、野猪肉。外臺卷十二葉二十六至二十七

氣痞丸，療心氣痞，積聚結不通，繞臍切痛，腹中脹滿，胸逼滿，風入藏，憂恚所積，用力不節，筋脈傷，羸瘦不能食飲，此藥令人強，嗜食，益氣力方

烏頭二分，炮 甘草二分，炙 葶藶子二分，熬 大黃二分 芎藭二分 芍藥二分 甘草二分，炙

右七味，下篩，蜜和丸如梧子，一服三丸，日再，不知漸至

五九七九一方桂心二分去甘皮忌海藻菘菜猪肉冷

水萃一方有通草無甘皮

小烏頭丸療久宿積聚心腹繞臍切痛食飲不下方

烏頭三兩炮 甘草三兩炙 茱萸半兩 細辛二兩 半夏二兩洗三十遍○原缺洗至遍四字據宋本邸弃本補 附子二兩炮 藁本二兩

右七味下篩蜜和丸如梧子大先食服五丸日再不知稍增之忌羊猪肉冷水生菜海藻菘菜餳○原缺生菜至餳七字據宋本邸弃本補

五通丸主積聚留飲宿食寒熱煩結長肌膚補不足方

椒目一兩 附子一兩炮 厚朴一兩炙 杏人一兩去皮尖兩人者熬○原缺去至

熬七字據宋本照寧本補 半夏一兩洗〇案原缺洗字據宋本照寧本補 葶藶三兩熬
芒消五兩 大黃九兩
右八味擣葶藶子杏人使熟和諸藥末和以蜜擣五千杵丸如梧子二丸忌豬羊肉餳冷水 外臺卷十二葉二十八至二十九

暴癥

療暴得癥方

取蒴藋根一小束淨洗瀝去水細切以醇酒浸之取淹根三宿服五合至一升日三若欲速得可於熱灰中溫令藥味出服之此方無毒已愈十六人神驗藥盡復作將服之 外臺卷十二葉三十二

反

盗汗方

療盗汗麻黃散方

麻黃根三分　故扇燒屑一分

右二味擣下篩以乳服三分仍日三大人方寸匕日三

不知益之又以乾薑三分粉三分擣合以粉粉之大善

外臺卷十三
葉五十一

癧瘍方

療三十歲癧瘍耳目皆合春秋輙發方

於南屋東頭第一梁壁外以細灰厚布地大小足容

兩腳躡灰上訖使病人徑去勿返顧炙脚十指間灸

灰上隨病人年為壯數車𤥨道方已試神良 外臺卷十五葉

四十二

至四十三

療身体瀝瘍斑駮女葳膏方

女葳一分 附子一枚炮 雞舌香 青木香各二分 麝香方寸匕

白芷一分

右六味㕮咀以臘月猪膏七合並內五物微火煎令小沸急下去滓內麝香攪調復三上三下膏成以浮石摩令小傷以傅之

又方

三淋荊藋淋灰取汁重〇案重原作熏今據照寧本改之洗癧瘍訖

醋研木防已塗之即愈神驗達美送

蜀水花膏癧瘍方

蜀水花 白附子 麝香 白斂 商陸 鷹屎白 各二兩

右六味切以猪膏二升合煎之沸三上三下膏成以傳

上外臺卷十五 葉五十五一

棘刺丸療男子百病小便過多失精方

棘刺二兩 麥門冬去心 萆薢 厚朴炙 菟絲子 杞子

仁　蓯蓉　桂心　石斛　小草　細辛　杜仲

牛膝　防葵　乾地黃各一兩　石龍芮三兩　巴戟天二兩

烏頭半兩，炮，削去皮

右十八味，擣下篩，以雀雞子黃合半和之，擣五六千杵，以飲服如梧子十丸，日三，稍稍增至三十丸，以知爲度。忌豬肉、冷水、生蔥、生菜。外臺卷十六葉四十九

虛損失精方　入函

療虛損失精黃耆湯方

黃耆　當歸　甘草炙，各二兩　桂心六兩　蓯蓉　石斛各三兩

乾棗三十枚　白蜜二升

右八味切以水一斗煮取四升內蠶蛹取三升分為四
服日三夜一以令相聞忌海藻菘菜生葱 外臺卷十六葉四十七
○右方原出第五卷
虛勞夢泄精方
石斛散療男子夢泄精方
石斛七分 桑螵蛸 紫菀各二分 乾漆熬 五味子 乾地
黃 鍾乳研 遠志皮 附子各二分炮
右九味擣合下篩以酒服方寸匕漸漸增至二七日三
服忌豬肉冷水蕪荑 外臺卷十六葉五十一
水穀痢方

療熱水穀下痢方

黄連 阿膠各二兩 梔子二十枚

右三味切以水七升煮取二升分為三服忌猪肉冷水

○案原缺忌下水五字據熙寧本補

又方

黄連 當歸 甘草炙各二兩 酸石榴皮三兩

右四味以水三升煮取一升半分為三服忌海藻菘菜猪肉冷水

○案原缺忌至水九字據熙寧本補 外臺卷二十五葉四

冷痢方

白頭翁湯療寒急下及滯下方

白頭翁 乾薑各二兩 甘草炙一兩 當歸一兩 黃連 秦皮各一兩半 石榴皮一兩，生者二兩

右七味，切，以水八升，煮取三升，分為四服。忌海藻、菘菜、猪肉、冷水。○案原缺忌至水九字，據熙寧本補。

外臺卷二十五葉十

白痢方

療白滯下晝夜無復數龍骨湯

龍骨 牡蛎各三兩，熬。○案熬原作煉，據熙寧本改。 烏梅肉 熟艾 白頭翁 乾薑各一兩 女萎 黃連 當歸各二兩 甘草炙，六兩

右十味，切，以水七升，煮取三升二合，分服，日三夜一，斷

便止忌海藻菘菜猪肉冷水○案原作忌同前服海至水八字據四庫本校補

外臺卷二十五葉十五

重下方

重下：赤者方○案大觀本草重上有療字

取獺赤糞下白取白糞燒末

右一味以飲清旦空腹服一小杯三旦飲之即愈大觀本草卷十八葉文稍異

療得毒痢後得重下赤白後痛方

石鍾乳研一兩　黃連　防風　附子炮　黃蘗　蜀椒汗

當歸　乾薑各二兩

右八味，切，以水六升，煮取二升，分三服，適寒溫服。忌豬肉、冷水。○案原缺「忌至水」五字，據照寧本補。外臺卷二十五葉十六

冷熱痢方

生舂。○案小島氏校：春當作舂。石榴漿。○案「漿」原作「將」，據照寧本改。療冷。○案原缺「冷」字，據照寧本補。熱不調，下或滯或水或赤白青黃者方

酸石榴五枚

右一味，合殼舂，絞取二升汁，分服五合，頻頻服，二升盡即斷。小兒以意服二三合，佳。外臺卷二十五葉十七 大觀本草卷二十三引此文稍異。

熱毒血痢方

療熱毒下血及豆汁犀角煎方

犀角屑 人參 當歸各三兩 黃連四兩 豉一合

右五味，切，以水五升煮取一升，去滓，內蜜煮三沸，分為三服，日三。忌豬肉、冷水。（掇□案：原作"忌同"，缺"豬"至"水"四字，據《醫心方》本補）外臺卷二十五葉二十一

赤痢方

下赤痢方

秫米一把 鯽魚鮓二臠（搗）細切 薤白一虎口，細切

右三味，以（掇□案：原缺"以"字，據《醫心方》本補）合煮，作粥啖之。外臺卷二十五葉二十一 ○右方原出集驗，云古今錄驗同

久赤痢方

下赤連年方

地榆 鼠尾草各一兩

右二味，切，以水二升，煮取一升，分為二服。如不差，服屢

塵一小杯。案服至杯大字出本書，餘出千金方。外臺卷二十五葉二十二至二十三

血痢方

療血痢及膿血方

黃連三兩

右一味，切，以清水三升漬一宿，旦煮一升半，去滓，分為

二服。令須臾盡。忌猪肉、冷水。○案字缺忌至水五字，據幽寶本補

○蠱注痢方

療下痢鮮血方

乾地黄 犀角屑 地榆各二兩

右三味搗篩為丸如彈子大每服一丸水一升煮取五合去滓溫服之

療下血痢地膚散方

地膚五兩 地榆根 黃芩各二兩

右三味搗篩為散以水服方寸匕日三 外臺卷二十五葉二十五至二十六 ○右方出卷廿二卷中

療純痢血如鵝鴨肝并協蠱毒方

蒨根○臺 蒨草根 擣汁洪 并本方 升麻 犀角 桔梗 黃蘗 黃芩 地榆各三兩

地榆 蘘荷根各四兩

右八味切以酒三升漬一伏時服一升日一服外臺卷二十五

葉二十七 ○原出第六卷中

膿血痢方

療腸澼溏便膿血乾薑散方

乾薑 黃連 桂心各一分

右三味擣篩服方寸匕著糜中食日三多膿加薑多血

加桂有驗忌豬肉冷水生葱 ○案原鈔忌下面葱七字據溷亭本補

療中亡下痢膿血附子散方

蜀附子一枚炮 麴 乾薑各三分

右十二味下篩為散先食以酒服方寸匕日二并療婦人漏

下惡如前外臺卷二十五葉二十九 右二方原出第三卷中

疳痢方

療五疳蝕下痢方

苦參三兩 青葙 甘草炙各三兩

右三味切以水四升煮取二升半分為三服即愈凡蓋

但服生地黃汁即差忌海藻菘菜○案原缺忌至菜五字據明本補

又方

青黛 丁香 黃連各等分

右三味擣篩用泔澱案泔明本作甘和為丸口中有瘡含之

若下部有瘡，以綿裹內下部，日服五六十丸，令之令下

差

又方

丁香 麝香別研 石黛 石鹽 山榆人 小蘗皮

桂心 乾薑 青礬石燒 頭髮灰

右十味搗爲散，著瘡上，乾者和臘月猪膏，燒著瘡。時行

病後食羊肉及肥膩，或酒或房而得，久甚，終○（案：原缺法字，據宋本補）此等憂勞疳，必須攻下部，不可輕之。忌生葱。（三十字據宋本補）

療疳濕痢方

青葙 雄黃研 石硫黃研 蕪荑 雷丸各二兩 苦參

狼牙三两 藜芦一两炮

右八味捣筛为散，取如杏人大，内下部中。忌生葱、狸肉。

○案至状忌不内五字今据迎宁本补

疗府湿痢神效方

黄连三两 零陵香一两半 犀角屑一分 丁香三十枚 麝香一大豆

牛黄一大豆

右六味，以水洗黄连、零陵香、丁香，澄取清水，去滓，更以水添满九升，内黄连、零陵香、丁香、犀角，煮两沸，然后著牛黄、麝香，煎一沸，取一升，分作三服，以一日服，不尽，二日服之。得忌生葱、冷酢滑、猪肉、鱼，三日内不得食莖米○

原缺，亦至葉十七字據照寫本補
外臺卷二十五葉三十二至三十四

數十年痢方

療三十年（年照寫本作歲）寒下及霍亂諸藥所不能療并腸滑若

中蠱疰所中方

礬石 艾葉各二兩 龍骨 續斷 白朮各三兩 蜀椒去目汗（汗〇案原缺去汗二字據照寫本補） 附子炮 桂心 苦參 乾薑 甘

草炙 鼠尾草各二兩

右十二味擣篩蜜和一歲兒服一丸如梧子三歲兒服

二丸五歲兒服三丸大人服五丸飲下療寒熱氣堛堛（〇案堛堛原作幅幅據照寫本改）在胸中不下氣痛結聚腹脹神良忌桃李雀肉

生葱猪肉冷水海藻菘菜○案原脱忌至菜十五字據延年本補

廪丘公療下痢三十年方

茯苓 乾薑 黄連分等

右三味擣篩為散蜜和丸如梧子飲服之一日漸增至百丸苦痢劇者加龍骨附子炮還令分等○案原脱還令二字分等原作等分並據延年本改補一服十丸漸增之以知為度忌猪肉冷水醋物等○案原脱忌至等八字據延年本補

當歸湯療三十年下痢止諸痛方

當歸一兩 生薑八兩 大棗二十枚擘○案原脱擘字據延年本補

右三味以水四升煮取一升半分作三服不差復作之

吾患痢三十餘年諸醫療無効唯服此方得愈也 石榴湯

療大注痢及白滞困篤欲死腸已滑醫所不能療方

乾薑二兩生薑倍之 黃蘗一兩細切 石榴一枚小者二枚 阿膠二兩別研漬之

右四味切以水三升煮取一升二合去滓內膠令烊頓服不差復作療老小亦良人羸者稍稍服之不必頓盡須臾復服石榴須預取之 一方無黃蘗用黃連

吴爽師 ○ 案原作又深師三字擬遜寧本改 療久痢方

龍骨 赤石脂 無食子各六分 地榆三分熬 艾三月者良三分

橡子 黃蘗各五分

右七味擣篩蜜和丸如梧子空腹飲服四十丸至五十丸日

鱼葱猪肉冷水油蒜葵菜○案原無「鱼」至「菜」十五字，據《醫心方》補，《外臺》卷子並無其葉

十服，日四，稍加至六十丸。外臺卷二十五葉三十八至三十九右，五方自一至四方並出第二卷中，末方無卷數。

大注痢及赤白困篤腸滑方

疹得病瘀服藥不能啓作腸滑下痢膿血日數十行復

中絞痛身熱如火頭痛如破其脉如濇方

黄連四两 苦参二两 阿膠一两

右三味㕮咀，以水一斗煑取二升，去滓，適寒溫服二合，

日三，少少益至半升，服湯盡者復合，以愈爲度，甞試驗。

忌猪肉冷水○案「忌」至「水」五字據《醫心方》補。外臺卷二十四葉四十四右，方出范汪。

痢兼渴方

療熱渴痢方

冬瓜一枚

右一味以黄土厚一尺火炮熟約以水爛去土淨洗絞取服之 外臺卷二十五葉四十五上

古今錄驗卷十一

水病方

療水病方 李口口馬延口○案原缺此小注六字今據熙寧本補

木防已八分 蜀大黄八分 以錦文者別搗○案大下原缺如字據熙寧本補 人參八分 杏人八分去尖兩人熬令紫色別搗○案原缺去尖四字並令字據熙寧本補 葶藶子十分熬

右五味擣和擣篩蜜和為丸先食後初服七丸如梧子日再加一丸至十二丸還日減一丸至七丸復漸加至十二丸循環○案環熙寧本作還 服之以白飲服若病人热多加黄芩茯苓各八分如病人冷多加厚朴八分如病久心驚加吊藤八分忌酒麪羊肉其牛肉一色亦斷不得

食外禁酢物得食鵝鴨麞鹿鯉魚鱧魚豬肉

療水病牛黃桂枝丸方

牛黃六銖研　桂枝十二銖方云桂六銖　又一牡蠣十二銖熬研檢目二十

銖一方云海藻二十四銖不須檢目　葶藶子半斤熬一方云用一升

右五味擣篩蜜和丸如梧子飲服七丸日再小便利為

度注者是刁長史敬禮所服者○案原鈌注至者十一字今據醫寧本補忌

生葱外臺卷二十葉八

十水方

十水丸療十種水腫方

腫從頭起諸書云腳故為白水其根在肺檢目主之腫從面起

名為青水其根在肝大戟主之腫從胸起名為黃水其根

在脾甘遂主之腫從股起〇案照寧本股作腹脈經亦作腹起據 名為氣水作實作虛

其根在大腸芫花主之〇案照寧本腸下有腹字腫從股起名為黑水

其根在腎玄參主之腫從頭面起至足名為懸水其根在

膽赤小豆主之腫從內起堅塊四肢腫名為石水其根在

膀胱桑根白皮主之腫從四肢起腹大名為風水其根在胃

澤漆主之腫從腹起〇案照寧本作腳起名為裹水其根在小腸巴豆

主之腫從胸中氣起名為赤水其根在心葶藶子主之

右十味分等隨其病始所在增其所主藥皆一分巴豆

四分去心皮熬末合下篩蜜和丸服如梧子三丸得下

為𤍠度不下日三六可散末○案末迴寧本作來食服半錢匕○案匕歟寧本作上便利朋朝復服如法再服病愈節禁飲○案罕缺靠字

擣迴寧本補但得食乾物耳

又方

第一之水先從面目腫遍一身名曰青水其根在肝大戟主之

第二之水先從心腫名曰赤水其根在心葶藶主之

第三之水先從腹腫名曰黃水其根在脾甘遂主之

第四之水先從脚腫上氣而欬名曰白水其根在肺氣葉本主之

第五之水先從足趺腫名曰黑水其根在腎連翹主之

第六之水先從面腫至足名曰玄水其根在膽芫花主之

第七之水先從四肢起腹滿大身盡腫名曰風水其根在胃澤漆主之

第八之水四肢小其腹腫獨大名曰石水其根在膀胱桑根白皮主之

第九之水先從小腹滿名曰裹水○熙寧本作裹水其根在小腸巴豆主之

第十之水乍盛乍虛乍來乍去名曰氣水其根在大腸赤小豆主之

右十病藥皆分等，亦病形同，則倍之。搗合，白蜜丸如小豆。先食飲服一丸，日三。欲下病服三丸，人弱者以意節之。療宿食飲、熱溫病，禁辛菜、豬肉、生魚、不潔熟也。

療十水大黃丸。

大黃一分 消石一分 大戟一分 甘遂熬，一分 芫花熬，一分 椒目一分 葶藶熬，一分 ○案原缺，據外臺補

七右味，搗合下篩，以蜜和丸，如小豆。先食飲服一丸，日再，漸增，以知為度。外臺卷二十 葉九至十一

風水方

療風水惡風，舉身悉腫，脈浮不渴，欲自有汗而無大熱，越

婢湯方

麻黃六兩去節 生薑三兩 甘草二兩炙 石膏半斤碎綿裹 ○案原缺綿裹二字據

匽字本補 大棗十五枚擘

右五味切以水六升先煮麻黃再沸去上沫內諸藥煮

取三升分三服惡風加附子一枚炮風水加朮四兩服

如上法欬肺脹加半夏五合洗一服五合稍稍增之忌

豬羊肉餳海藻菘菜桃李雀肉等 ○案餳至等十字原作餘忌同前四字今

據匽字本改

療風水腫癥癖酒癖方

商陸根一斤薄切

右一味以淳酒二斗漬三宿服一升當下〻者減從半升起日三服盡更合不堪酒者以意減之忌犬肉

甘遂丸療人風水黄疸体大如囊面目皆合陰腫如斗正如霜瓜方

甘遂二兩熬　葶藶子二兩熬○案熬字本作一兩　杏人五十枚去皮尖兩人熬○案原缺去至人五字據醫心方補　巴豆四十枚去心皮熬

右四味下篩蜜和丸如大豆一服三丸飲下當吐不知可至五丸　禁野猪肉蘆笋

麻黄湯療風水身体面目盡腫腰背牽引○案牽作係牽引據醫心方本致髀股不能食方

麻黄五兩去節 桂心四兩 生薑三兩 甘遂二兩炙 附子二枚炮

右五味切，以水一斗，先煮麻黄減二升，内藥煎取三升，一服一升，日三。忌猪肉、冷水、海藻、菘菜、生葱。○案原缺猪至葱十字，作忌同前三字，今據明宋本改補

外臺卷二十第十五至十六 右四方未注卷數

水氣方

療腫患下水氣，四肢腫聶聶動方

東下李核中人十枚，研令熟，粳米三合，研令破，以四升水中煮作粥，令得一二升，服之，日三作，未消更增

校：外臺卷二十第十七至十八○ 右方係出范汪，云古今錄驗同

水腫通身方

療丞祖郎水腫遍身○案原作通身，據盛寧本改。眾醫不能療，得此湯

一劑，一夜小便五六升即差。療水欬逆氣，通身流腫，短氣

腹滿，晝○盛寧本作晝。夜倚壁不得臥，喉中水雞聲鳴，白前湯方

白前兩 六 紫菀二兩 半夏五合，洗之三十遍 又方四兩 生澤漆根七合，切一

方三兩

右四味，切，以水一斗內藥，刻誌水度，復加水七升，微火

煎令至刻，去滓，次內藥七種：白朮二兩 吳茱萸五合 桂

心三兩 人參一兩 乾薑一兩，或生薑五兩 栝樓五合，或

六合。六物微火煮取三升半，分三服，小便當利，或當溏

下向惟氣即低，腫脹減。呂計方經傳揚氏有聽呂羊肉餳

桃李雀肉生葱一方有大戟二十枚

小消化水丸療水病洽〇原作"令"，今據巡宰本改通身微腫腹大食飲

不消方

芫花一兩熬　甘遂一兩熬　大黄一兩　葶藶一兩熬　巴豆四十枚去心皮熬研

右五味合擣下篩蜜和為丸如梧子一服一丸不知稍增

以知為度忌蘆笋野猪肉外臺卷二十葉二十二至二十三

水腫鼓脹方

療大水腫腹如鼓堅如石方出胡洽

葶藶一升熬　椒目一升　芒消六兩　水銀十二兩

右四味以水煑鍊水銀三日三夜數益水要當令黄白

忘与忌通

以合擣篩六萬杵伺令相和以梧子先食服一丸日三
日增一丸至十丸不知更從一丸始病當從小便利當
飲好羊牛肉羹晝夜五飲當令補養禁不猪肉生魚菜勿忘
飲粥水渴飲羹汁少少善鄰都夫人常服○案原缺少至服八字據
延年本補外臺卷二十葉二十四

水腫欬逆上氣方

夫水在五藏令人欬逆喘上氣腹大響響兩脚腫目下有
卧蠶微腫不得安卧氣奔短氣有頃乃復小便難而數肺
病胸滿隱痛宜利小便水氣迫肺吸吸亡熱澤漆根湯方
生鯉魚一頭重五斤麤銼　麥門冬二兩去心　甘草二兩炙　人參二兩　茯

療氣水身腫腹滿方：杏人十分，去皮尖，熬。蘇子伍分 白前六分 昆布六分，洗去鹹 桑根白皮伍分 橘皮六分 五味子六分 大麻人五分，熬 茯苓八分 生薑八分，切，暴燥

右十味，擣篩，蜜和丸，以清服二十丸，如梧子，日再，稍稍加至三十丸。忌酢物。外臺卷二十葉二十六至二十七

參二兩 澤漆根八兩，生者

右六味，切，以水一斗七升煮魚，取一斗，去魚，以煮藥，取四升，分服，日三，小便利為度，不利增服之。大便不利而小便未利者，增至四合服，一日氣下得安卧，有山云方内生薑八兩。忌海藻、菘菜、酢物。〇案：本缺忌至物七字，據迎宗本補。

防己煮散，療水腫上氣方。出許諫議

漢中防己三兩 〇案：本缺中字，據迎宗本補。 澤漆葉三兩 石韋三兩，去毛 澤瀉三兩 郁李人五兩 白术三兩 丹參三兩 赤茯苓三兩 桑白皮三兩 橘皮三兩 生薑十兩 通草二兩

右十二味，麤篩為散，以水一斗七合，内四方寸匕散，煮

取八合去滓一服令盡日三大便利者一服取小便利
為度許澄秘方忌桃李雀肉大酢○案原鈔「桃至酢」六字據聖惠本補 外
臺卷二十葉二十五

皮水方

皮水越婢湯加朮主之方

麻黄六兩去節 大棗十二枚擘 白朮四兩 生薑三兩切 甘草二兩切 石
膏半斤碎綿裹○「碎綿裹」三字據聖惠本補
右六味㕮咀以水七升煮麻黄一二沸去上沫乃內餘
藥煮取二升絞去滓適寒温服七合日三忌海藻菘菜
桃李雀肉等○案「海至等」九字原鈔據聖惠本補 原書作忌同前三字 外臺卷二十葉二十九

○癃病水身腫膨滿姚大夫出蕪公泰州録事于志先送云從來物不能服湯丰技急切不好力服之服此湯若微些為益頻服三劑切不服此華甚易必無延件小不能服可服後九丶遲不應急耳 外臺卷二十葉二十六上 張文仲方引

華

○右方未本卷數

水瘕方

水瘕病心下如數升油囊𩏑（音學○案原缺音學二字）作聲日飲三斗不用食但欲飲久病則為瘕堅有蝦蟆鼈療之方

取葶藶熬搗好者二十枚去皮杯中研令熟不用擣水解得三合宿不食清旦一頓服盡日中許當吐下青黃如葵汁當囊結裹（○案囊裹原作裹據熙字本改）其病不盡即三日更增服三十枚葶藶如上法若病如故復不盡復增十枚服如上法其以盡病根為限藥但去病不令人悶亂下病之後慎不可飲當五日斷飲止進白

療閬高方已試神良高　外臺卷二十葉三十二

暴腫滿方

澤漆湯療熱當風飲多暴腫身如吹脉浮數者方

澤漆炙二兩　知母二兩　海藻二兩　茯苓二兩　丹參三兩　秦艽二兩　木

防已二兩　豬苓去皮二兩　大黃三兩　通草二兩　青木香二兩

右十一味切以水九升煮取三升分三服忌酢物　外臺卷二十葉三十四

氣滿胸急方

療氣急發滿胸急者方

茯苓四兩　杏人四兩去兩人皮尖碎○橘皮二兩　去至碎六字擬照宋本校

右三味切以水六升煮取二升分作三服日三隨小便下愈飲盡更作忌酢物

茯苓杏人煎方

茯苓四兩 杏人四兩去兩人皮尖碎○案原缺去至碎六字據聖濟本補 橘皮三兩 蘇子一升碎 甘草三兩炙 芍藥四兩 白前三兩 五味子三兩 生薑汁五合 蜜六合 竹瀝二升

右十一味切以水九升先煮諸藥取三升去滓內竹瀝生薑汁蜜等和攪微火煎取四升一服四合日再夜一忌海藻菘菜酢物

又方

甘遂三兩熬　茯苓四兩　杏人四兩去兩人皮尖碎○案原熬去至碎六字據[illegible]本補

澤漆葉三兩　黃芩四兩　澤瀉三兩　郁李人五兩碎　橘皮三兩

朴消四兩

右九味，切，以水九升，煮取二升七合，分三服。忌酢物。

又方

桑根白皮切二升　郁李人一升碎　赤小豆二升　橘皮三兩　蘇葉三兩　茅根切二升

右六味，切，以水一斗，煮取三升，適冷煖稍稍飲之。

又方。

桑白皮四兩　橘皮三兩　茯苓四兩　甘遂三兩熬　杏人三兩　澤瀉三兩

黄芩四两 赤小豆一升

右八味，切，以水九升，煮取二升半，分三服。忌酢物。一方甘草三两。

又方

羊腎一具，去脂，破 桑根白皮四两 茯苓四两 橘皮三两 李根白皮四两 黄耆三两 玄参三两 生薑四两

右八味，切，以水九升，煮取二升七合，分三服。忌酢物。

又方

猪腎一具，去脂，破 桑根白皮五两 茯苓四两 澤漆葉三两 防己三两 澤瀉三两 橘皮三两 大豆三升 甘遂三两，熬 郁李人一升，碎

右十味切以水一斗三升先煮桑根皮澤漆葉大豆取八升去滓内餘藥煎取一升七合分為三服忌酢物

又方

大棗三十枚擘　烏梅三十枚打破

右二味以水四升煮取二升内蜜和調不得過甜不得過酢稍稍含咽之外臺二十葉三十四至三十六

虛熱及先服石風水腫方

葱豆洗湯療虛熱及服石熱當風露臥冷濕傷肌熱阻在裏變成熱風水病心腹腫滿氣急不得下頭小便不利大便難四肢腫如皮囊盛水晃晃如老蠶色陰卵堅腫如

側外臺作田本方有黍米二兩葱豆湯同之誤也故先集記而以本也

並腫生瘡臭如死鼠此皆虛積關中有熱强取風冷濕痹故也內宜依方服諸利水藥外宜以此湯洗四肢訖以葱豆膏傅之別以豬蹄湯洗瘡爛處及卵腫也方

赤小豆一升 葱青白切一升○原缺白字據熙寧本補 葶藶子一升 菘菜子一升舂碎 蒴藋切五升 巴豆一百枚去心皮打破合

右六味以水一石二斗煮取四斗以淋洗身腫處外臺卷二十葉三十六 右方原出集驗云古今錄驗同

葱白膏方療與前葱豆湯同

葱青白切半升 菘菜子半升 葶藶子半升 蒴藋切半升 青木香二兩 莽草一兩 丹參切半升 生蛇衘半升 葶藶子一升破切

右九味以猪肪五斤煎之三沸令水氣竭去滓傅痛處
外臺卷二十葉三十七
猪蹄洗湯療丈夫服石有虛因勞損熱盛當風臥偶於風
涅乍變成熱風水腫病腹滿氣急四肢欲腫小便不利陰
卵陛腫莖腫生瘡赤爛臭如死鼠名水疸以湯洗之方
猪蹄一具後 黃蘗五兩剉 蒴藋根三卅切 葶藶子五合 蒺藜子
右五味以水三斗煮取二斗洗之日三 外臺卷二十葉三十七 右方原出集驗云古今錄驗同
三焦口集驗等決漏水病方 本作上焦
療通身手足面目腫食飲減少此是三焦決漏精液不通

水氣卽行者鯉魚湯方

鯉魚重五斤者　茯苓六兩去皮尖兩人碎○案原無去至碎六字今據匯萃本補　澤漆五兩炙　人參二兩　杏人一兩　澤瀉五兩　甘草二兩炙

右七味切以水二斗五升煑魚取一斗半汁汁內藥煑取四升未食服一升日三以小便利為度年八十病大困服此甚忌海藻菘菜酢物　外臺卷二十葉十七至十八

男女新久腫[illegible]方

療男女心上脹滿胸背痛食進少面微似腫小便如澀方

出姚大夫

杏人八分去皮尖○案原作三分趙无去皮尖三字今據匯萃本改補　橘皮五分○案照萃

本作四分蘇子三合防己五分葶藶六分茯苓八分

右六味搗篩蜜和爲丸如小豆，細切桑根白皮煮爲飲

日□桑飲辛本作飲用服此丸，初服十九，日再，漸加至三十九外臺

一卷二十葉三十九至四十

水病雜療方

療水或下不下，俱滿溢，下之則虛竭，還復十無一活，桑酒

方

桑枝并心皮細剉，以水八斛，煮取四斗汁，以四斗米

釀酒一服一升

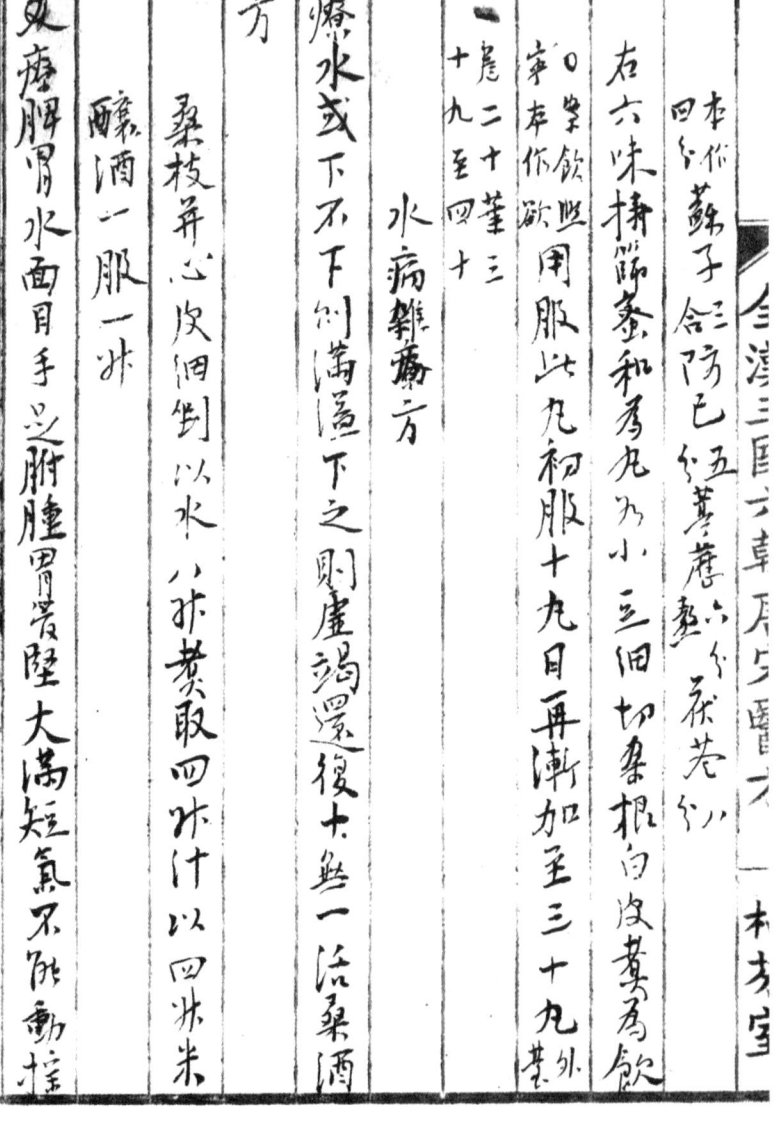

又療脾胃水，面目手足胕腫，胃管堅大滿，短氣不能動搖

方

桑根白皮切三升 桂心一尺 生薑三兩 人參一兩

右四味切，以水三升煮桑白皮，得一升，絞去滓，内桂心

等并飴十一兩，煮之，竭得七合，消息更服，須臾當下，不

盡，復一升，忌生葱。

傳効鯉魚湯，療水腫腹大，面目身体手足盡腫，喘欬短氣，

又胸滿不得臥方

鯉魚一枚，重三斤 桂心三兩 茈柴一兩 木防己二兩 黄芩一兩 消石

二兩 乾薑二兩 人參二兩

右八味切，以水一斗五升煮魚，取食法，取汁一斗二升

出魚内藥煮取三升去滓先食溫服一升日三服○案此亭本作日二與煮取三升數不符忌生葱○案此方實稱傳效當是甄氏此書所引之書而非王燾書所引者否則何以下注並出十一卷中（十一此亭本无十字作並出一卷中誤）故今右方今錄入此

卷四十二至四十三 外其五卷二十葉

古今録驗卷十四

卒中風方

小續命湯療卒中風欲死身体緩急目不傳舌強不能語諸中風服之皆驗不令人虛方

大附子一枚炮 芍藥一兩 生薑五兩切 芎藭一兩 甘草一兩炙 麻黃三兩去節 白朮一兩 木防己一兩 防風一兩半 黃芩一兩 桂心一兩 人參一兩

右十二味㕮咀以水一斗三升煮取三升分三服甚良大善可作三四劑必佳忌豬肉海藻桃李雀肉菘菜外臺

卷十四葉十至十一

續命湯療中風賊風入腹角弓反張口噤舌不停目視不見不能語舉身不仁或心腹絞痛方
甘草炙 黄芩各二兩 防風一兩 生薑五兩 人參 芎藭各半兩 麻黄去節 术 防己各一兩 大附子一枚炮
右十味切以水一斗二升煮取三升分為三服一日令盡可服三劑不令人虚
本方有十三味見集止 有十味物○草物原作味 [illegible]
海藻 [illegible] 外臺卷十 [illegible]

風偏枯方

療三十年風𤸷偏枯不能行香豉散方

生地黄三十斤 香豉三升綿裹

右二味洗地黄㕮咀先蒸之○擬案原缺之字照寧本補 半日暴燥

更合豉蒸半日暴令燥擣下篩以酒服三方寸匕日三

亦可水服益精爽氣服數月有神效 外臺卷十九 葉二十二

急風痺方

六生散療急風痺身躯拘痛方

生菖蒲一斤切 生地黄一斤切○原缺切字擬宋本照寧本補 枸杞根一斤

切○案原缺切字擬宋本照寧本補 生商陸根一斤切○宋本原缺切字擬照寧本宋本補

生烏頭半斤切○案原缺切字據宋本熙寧本補 生薑二斤切○按原缺切字據宋本熙寧本補

右六味以淳酒漬之一宿出暴乾復內酒中令酒盡暴令燥擣下篩以清酒一升服一錢匕日再服之忌豬羊肉冷水蕪荑餳 外臺卷十九葉二十八

風濕方

附子湯療風濕相搏骨節煩疼不得屈伸近之則痛白汗出短氣小便不得利惡風不欲去衣或一身流腫方

桂心三兩 白朮三兩 附子二枚炮八破 甘草二兩炙○案原作二兩无炙字據宋

本段補

右四味㕮咀以水六升煮取三升分三服微汗即止若汗出煩者稍服五合驃騎使吳諧以建元元年八月二十六日始覺如風至七日卒起便頓倒髀及手皆不隨通引腰背疼痛通身腫心多滿至九月四日服此湯一

劑通身流汗即從来所患悉愈本方不用生薑既有附子今加生薑三兩忌猪肉冷水桃李雀肉生葱海藻菘菜○案原缺猪至菘菜十四字作忌同據宋本醫寧本改補

療風濕体疼惡風微腫天門冬湯方

天門冬三兩去心　葛根四兩　生薑三兩　桂心四兩　麻黄三兩去節　芍藥二兩　杏人五十枚去皮尖兩人○案原缺去皮五字據宋本醫寧本補　甘草二兩炙

右八味切以水一斗煑取三升分三服取汗忌海藻菘菜生葱鯉魚○案原作忌鯉魚餘同而六字缺海至葱六字據宋本醫寧本補　右二方原出第十四卷中

療頭風濕面如錐刺之狀身体有腫惡風汗出短氣不能

煑

飲食麻黄湯方

麻黄四两 芎藭一两 莽草一两 當歸一两 杏人三十枚 去皮尖两人 口案原缺 去至人五字據宋本醫壘本補

右五味切以水五升切取二升去滓分三服日三煑粥將息佳

辨中風偏枯風痱風懿 風痺偏枯者半身偏不隨肌肉偏不用而痛言不變知不亂病在分腠之間温卧取汗益其不足損其有餘乃可復也風痱者身無痛四肢不收智亂不甚言微知可療甚則不能言不可[illegible]治也風懿者奄忽不知人咽中塞窒窒然舌強不能言病在藏腑先入陰後入

陽治之先補於陰後寫於陽發其汗身轉軟者生汗不出身直者七日死風痱病不可已者足如履冰時如入湯腹中股脛淫濼煩心頭痛嘔眩時時汗出目眩悲恐短氣不樂不出三年死騎士息王慜母年五十紗扇自扇汗出中風口不得語身緩不收積一月困篤張苗爲作七物獨活湯服五劑得愈又士度良母年七十餘中風但苦口不得語積百餘日往來飲食如故苗又與合獨活湯四劑得愈

七物獨活湯方原缺方字據宋本巡寧本補　療腳弱及中風濕緩縱不隨○案隨下原有方字據宋本巡寧本刪　出胡洽

獨活五兩　葛根四兩　乾薑二兩　桂心四兩　半夏四兩洗　甘草二兩炙

防風三兩

右七味㕮咀以水一斗煮取三升每服一升日三得少微汗出好忌羊肉餳海藻菘菜生葱

療濕家始得病時可與薏苡麻黄湯方

薏苡仁半升 麻黄四兩去節 甘草二兩炙 杏人二兩去皮尖兩人碎○案原缺去至碎六字據宋本經籍本補

右四味㕮咀以水五升煮取二升分再服汗出即愈濕家煩疼可以甘草麻黄湯發汗不差更合飲家加白术四兩名白术麻黄湯忌海藻菘菜桃李雀肉等外臺卷十九葉三十至三十二

古今録驗卷十八

五膈方

大五膈丸療膈中遊氣上下無常應藏有虛冷氣迫咽喉胸滿氣逆背有邪氣食已氣滿羸瘦著牀骨立往來寒熱腹中不調或下痢嘔逆欬嗽骨肉銷盡服之令人能食長肌肉強筋骨利五藏好顏色補不足益氣力方

細辛 桂心 黃芩 食茱萸 厚朴炙，各三分 杏人十三枚，去尖皮兩人，熬○案原缺皮至熬四字，今據此寧本補 乾薑 川椒汗○案此寧本无川字 遠志去心，各三分 小草 芍藥 附子炮，去皮 當歸各二分 黃連二分

右十四味搗篩蜜和服如梧子二丸日三不知加之以
知為度忌猪肉冷水生葱生菜等○案菜上原缺生字今據興寧本補

五膈丸療憂膈氣膈食膈寒膈飲膈異病同藥神効方

人參 附子炮 遠志去心 桂心 細辛各四分 乾薑 蜀
椒各五分汗

右七味搗篩以蜜和服如彈丸著牙下咬咀嚥之若病
劇者日三夜二再并療諸毒風注氣腹中百病皆應當
得真新好藥即可中病耳神妙秘方不傳忌生葱生菜
猪肉冷水等物

療邪氣嘔逆吸氣五膈為病五藏俱虛則受風冷五藏有

有邪呼吸不足陰注於內陽結於外陰陽錯亂譫言無常

侠舌。肇原作腸中據熙寧本改左右狀如結氣喉咽不利氣出不入

此血氣衰微藏凝冷氣成之服此丸安穀通氣溫藏五腸

丸出僧深方

蜀椒汗一升　乾薑二兩　桂心二兩　芍藥一兩半　半夏洗　細辛

茯苓各一兩　前胡一兩半

右八物擣篩蜜和服如彈丸一枚喉中稍稍吞之可增

至三丸或冷則加遠志一兩佳日再忌羊肉餳生葱生菜

醋物

療胸痛達背腸中煩滿結氣憂恚飲食不下藥悉主之宜

丸方

製半夏一分〇案延寧本作半夏削去皮熬　細辛　椒去目汗　附子炮各

仁二

右八味擣篩以蜜和為丸先飯酒若粳米飲服如梧子

五丸日三稍增至十丸忌海藻菘菜羊肉餳猪肉冷水

生葱生菜外臺卷八第三十九至四十

古今錄驗卷十九

療胸膈痰飲食噉經日則併吐出食皆不消出如初初空腹一兩日驟食還復吐之極不便此由痰飲聚下隔不通服此丸宣通下氣方

吴茱萸 澤瀉 芍藥 白术 漢防己 赤茯苓各二兩 蜀大黃二兩

右七味擣篩蜜和為丸如梧子大飲服二十五丸忌桃李雀肉酢物 外臺卷八

療胸中痰飲腹中鳴食不消嘔

療痰飲食不消嘔吐水湯

大腹檳榔四十枚合子碎○案原缺合子碎三字據宋本照寧本補　生薑八兩

半夏洗半升　杏人四兩去尖皮熬○案原缺熬字據照寧本補　橘皮三兩　茯苓五兩

白术四兩切

右七味切以水一斗煮取三升去滓分三服忌羊肉餳

大酢桃李雀肉等　外臺卷八葉四　右方原出千金云古今錄驗同

五嗽方

四滿丸療五嗽一為氣嗽二為痺嗽三為燥嗽○案照寧本作躁嗽

四為邪嗽五為冷嗽悉療之方

蜈蚣二枚炙　芫花根五分　躑躅花四分　乾薑　芎藭　桂心

各四分　人參　細辛各二分

右八味擣篩蜜和為丸一服米飲下五丸如大豆許日三稍增加至十丸忌生葱生菜（外臺卷九葉四下）

欬失聲方

療暴中冷傷寒鼻塞喘欬喉中瘂塞失音聲者方

取芫花根一虎口（切暴）

右一味令病人以薦自縈就裹舂芫花根令飛揚入其七孔中當眼淚出口鼻皆羅刺瘷（切）連畢畢耳勿住令芫花根盡則止病必於此差

療忽暴欬失聲語不出杏人煎方

杏人一升去皮尖（兩人者熬）　通草四兩　紫菀　五味子各三兩　貝母

四兩桑白皮五兩　蜜一升　沙糖一升　生薑汁一升

右九味切以水九升煮五味取三升去滓內杏人脂薑

汁蔘糖和攪微火上煎取四升初服三合日再夜一稍

梢加之忌蒜麵炙肉等

通聲膏方

五味子　款冬花　通草各三兩　人參二兩　杏人一升去尖皮兩人者熬

桂心　細辛　青竹皮　菖蒲　酥各二兩

棗膏三升　白蜜一升　薑汁一升

右十三味細切以水五升微火煎三上三下去滓內薑

汁棗膏蜜煎令調和酒服如棗二枚忌生菜生葱羊肉餳

外臺卷九
第九

氣嗽方

療患氣嗽并下焦冷結方 後四方同療姚大夫別錄要方

紫菀　貝母　百部根　款冬花　五味子　半夏洗各五分

射干十分　芫花根皮四分切熬令焦　乾薑　橘皮各四分

杏人八分去皮尖雙人者熬　蘇子四分　白石英八分研　鍾乳十分研

右十四味擣篩以蜜和爲丸如梧桐子酒服十丸日再

稍加至三十丸忌羊肉餳諸生冷等物

又方

乾地黃　桂心　山茱萸　五味子各三兩　茯苓四兩　蓯

蓉　丹參　澤瀉　甘草炙　鍾乳研各二兩

右十味擣篩蜜和酒服十五丸如梧子大〇案大、服一嘉本无日再稍稍加至三十丸忌海藻生蔥酢物菘菜蕪荑

又酒方

丹參　乾地黄各五兩　芎藭　石斛　牛膝　黄耆

白术　茯苓各四兩　防風　獨活　附子炮　秦艽

桂心　乾薑各三兩　鍾乳六分研

右十五味切以酒三斗浸七日初服二合日再稍稍加之忌食桃李雀肉生蔥豬肉冷水蕪荑

又丸方

乾地黄四两 防風 蓯蓉 澤瀉各三两 山茱萸 丹參

五味子 茯苓各二两 一方作茯苓 桂一两半

右九味擣篩蜜和丸如梧子酒服二十丸日再稍加至

三十丸忌醋物生葱蕪荑猪肉 九藥 十至十一

呷嗽方

療呷嗽青羊丸方大神驗萬年縣令席君懿送

青羊仁二分 甘遂二分 葶藶子二分熬 前胡一分 大黄一分 巴豆仁二分 去心皮熬

右六味擣篩巴豆葶藶别细研蜜和丸如梧子以

白蜜漿清飲旦空腹服三丸人弱服二丸則利水或吐

三日後以更一服還丸上法不過三服愈瘥三十年欬

以利不止者以冷白飲止之吐利止後食禁生冷醋滑

猪魚雞麪油酒次水蒜蘆笋等藥宜春夏服之有毒之

藥寧從少起外臺卷九第十三

熏欬法

療欬飲呼合切煙法下同大

鍾乳研 白石英研 人參 丹參研 雄黃各七分研 水銀二分

研 烏羊腎脂一具淨紙十隔

右八味各擣篩末以水銀投藥裹細研使入諸藥并

脂熬取置紙中令均平使厚十一分散藥令周遍剪紙一

張仲三分瘦弱婦人五日用半寸熏末服藥所療○案原作

齊按照宋本改五日服藥後一百日忌五辛酒肉此一劑得療

五十人上氣者皆愈忌生血物

療欬腹脹氣上不得臥身体水腫長孫振薰法

蠟紙一張熟艾薄布遍紙上

熏黄末三分○案照宋本作二分款冬花末二分

右三味并遍布艾上著一葦筒卷之寸別以繩繫之燒

下頭飲煙嚥之亦可三十嚥飲訖則差飲只三劑一百日斷

鹽酢日一面飲三寸三月只一劑外臺卷九第十五至十六

療欬熏法

細熟艾薄薄布紙上，廣四寸，後以石硫黄末薄布艾
上，務令調勻，以荻一枚如紙長卷之，作枚，先以火燒
纏下去荻，孔中出口吸取煙嚥之，取吐止。明旦復熏
之，昨日餘者，後日復熏之，三日止。自然差，惟得食白
糜，餘皆禁之。外臺卷九葉十四 右方亦出千金六十六分字號同

入欬

療欬生薑五味子湯方

五味子五兩 生薑八兩 紫菀一兩 半夏二兩洗 吴茱萸一兩 款冬
花半兩 細辛一兩 附子一枚炮 茯苓四兩 甘草二兩炙 桂心一兩
右十一味切，以水一斗煮取五升，分溫三服，老人可服

下列四方入前

五合　忌海藻菘菜豬肉冷水羊肉餳生菜醋物生葱

外臺卷九葉十六　右方原出小品云古今录验同

百部湯療欬晝夜得眠兩眼突出方

百部根四两　生薑半斤　細辛三两　貝母三两　甘草二两炙　杏人四两去皮尖两人者　紫菀三两　桂心二两　白术二两　麻黄六两去節　五味子二两

右十一味切以水一斗二升煮取三升分三服忌桃李雀肉海藻菘菜生葱○紫葱原作菜據毉寧本改

療欬嗡散方

細辛　紫菀　天雄炮　石膏　款冬花　鍾乳各二分

右六味擣篩作散如大豆七聚以小竹筒嗡服日三不

得食生魚醬酢生菜但食糜七日欬愈乃止若大豆聚不知亦小益勿大多甚良忌生菜冷水豬肉

療欬麻黃五味子湯方

麻黃四兩去節　五味子五合　甘草二兩炙　半夏二兩洗　乾薑五合　細辛二兩　桂心六兩　杏人三兩去皮尖兩人者

右八味切以水一斗煑取四升去滓分溫五服日三夜二忌海藻菘菜羊肉餳生菜生葱

療欬羊肺湯太醫史脫方

款冬花一兩　紫菀　乾薑　細辛各一兩　桂心　甘草炙各半兩　五味子半斤○巡案本作半升　白前　食茱萸各半兩　羊肺

一枚細切

右十味切以水八升合煮取三升去滓一服三合日三

禁食鹽蒜生菜海藻菘菜生葱 外臺卷九葉十八至十九

積年久欬方

療人三十年咳欬逆上氣麻黃湯方

麻黃八分去節 蜀椒四分汗 細辛三分 藁本二分 杏人五十枚去皮尖兩人者碎

右五味切以水七升煮取三升分為三服日三忌生菜

許明療人久欬欲死方

取厚榆皮削如指大去黑剋令如鋸長尺餘內喉中

頻出入當吐膿血則愈

香豉丸療上氣三十年欬氣久〻冷〻痹脾中客熱變爲冷方

食茱萸一兩 甘草一兩 香豉二十枚 細辛 杏人去尖皮兩人者熬各一兩 紫菀二兩

右六味擣篩爲末別擣杏人如膏乃内末攪令勻蜜和丸如梧子服三丸日三不知增之至五丸暮臥時含十丸著咽喉中嚥之忌海藻菘菜生菜外臺卷九葉二十四至二十五

療三十年欬方

紫菀二兩 款冬花三兩

右二味爲散先食飲服一錢匕日三七日愈外臺卷九葉二十二

胡椒丸疗欬上气胸满时复
唾沫方
胡椒 荜拨 乾姜各三两
白术二两 桂心 高良姜
人参 款冬花 紫菀
甘草炙各二两
右十味捣筛蜜和丸如
梧子一服五丸日二服不
知以知为度忌生冷醋滑
猪鱼肉蒜桃李雀肉
生葱海藻菘菜 外台第十七卷二
二十四

右方原出千金
云古今录验同
欬嗽短气方
五味子汤疗逆气欬嗽胸膈中寒热短气不足方
五味子一两 前胡三两 紫菀 甘草炙 桂心 生姜各二两
枣三十枚擘 山茱萸三两
右八味切以水一斗煮取七升绞去滓服一升日三夜
三忌生葱海藻菘菜
胡椒理中丸疗欬嗽逆气不能饮食短气方
胡椒 荜拨○案图亭本作毕拨 乾姜 款冬花 甘草炙 橘
皮 高良姜 细辛各四两 白术五两

右九味擣篩蜜和丸如梧子一服五丸日再忌桃李雀肉生菜海藻菘菜

瀉肺湯療欬逆短氣方

人參三兩 生薑四分 半夏五分洗 甘草四分炙 橘皮十二分 竹葉二兩

右六味切以水六升煮取二升分三服此方亦療霍亂忌羊肉餳海藻菘菜

療欬嗽及短氣胸痛薑椒湯方

生薑 椒去目汗各一兩

右二味切以水五升煮取三升每服一合 外臺卷九第二十七至二十八

欬逆及厥逆飲欬方

療厥逆藏氣有餘寒氣虛勞憂氣驚氣其人善悸胸中或寒上下無常多悲傷流四肢臍四邊常有核遊腫大便不利遊氣湯方

厚朴四兩炙　人參　甘草炙　牡蠣熬各二兩　茯苓四兩　桂心　半夏各一兩洗　梔子四枚　生薑八兩　黃芩三兩

右十味切以水九升煮取三升半去滓分服七合日三夜再○案原本再下有服據監本刪　若腹痛去黃芩加芍藥三兩　忌海藻菘菜生蔥羊肉餳酢物等

療欬逆上氣丸方

乾薑四兩 桂心 款冬花各一兩 附子四箇炮〇案箇原作枚據延寧本改

五味子二兩 巴豆六十枚老者三十枚去皮心熬

右六味先擣上五味下篩別擣巴豆令膏內藥末以蜜和丸如麻子以一丸著牙上咬咀常暮臥時服亦可日三服忌生葱豬肉蘆笋

小胡椒丸療寒冷欬逆胸中有冷咽中如有物狀吐之不出方

胡椒五分 乾薑六分 款冬花三分

右三味擣篩蜜和丸如梧子大米飲服三丸日再服以知為度禁如前法外臺卷九第三十至卅一葉

十欬方

夫有支飲家欬煩胸中痛者不卒死至一百日一歲與十棗湯方

芫花　甘遂　大戟並熬等分

右三味擣下篩以水一升五合煮大棗十枚取八合絞去滓內藥末彊人取重一錢羸人半錢匕頓服之平旦服而不下者明旦更益藥半錢下後自補養外臺卷九葉三十一至三十二　右方原出千金方云古今錄驗同

療寒冷欬嗽上氣胸滿唾腥膿血四味石鍾乳散方

鍾乳碎研　白礬石鍊　款冬花　桂心各一分

右四味擣合下篩以筒吸之如大豆許〇案原本許字下有一匕二字今據巡寧本刪聚先食日二不知稍增之數試有驗當作七聚遂吸之忌生蔥外臺卷九葉三十五至三十六

咳嗽膿血方

瀉肺湯療肺中膿欬唾血氣急不安臥方

芎藭　麻黃去節　細辛　椒去目閉口汗〇巡寧本无小注　當歸各一兩

右五味切以水七升煮取三升分為三服日三復汗出

吐膿血忌生菜一方有生薑一兩

羊肺湯療欬晝夜無閑息氣欲絕肺傷唾血方

鍾乳五兩　牡蠣熬　桂心六兩　射干　桃人去尖皮　貝母　橘

乾地黃百部根　五味子各三兩　生薑六兩　白石英　半夏

洗各五兩　款冬花　甘草炙　厚朴炙各二兩　羊肺一具

右十六味切先以水二斗三升煮羊肺□案此字本作羊蹄取一

斗去肺內諸藥煮取三升分四服日三夜一忌海藻菘

菜羊肉餳生蔥外臺卷九第三十八至三十九

療瘕瘶吐膿損肺方已上八字據廣濟方補

用杜蘅三分人參一分服一錢匕外臺卷九第三十六

雜療欬嗽方

五藏六腑皆令人欬肺居外而近上合於皮毛皮毛喜受

邪故肺獨易為嗽也邪客於肺則寒熱上氣喘汗出欬動

右

肩背㗋鳴甚者唾血肺欬經久不已傳入大腸其狀則遺
糞腎欬者其狀引腰背痛甚則欬涎腎欬經久不已傳入
膀胱其狀欬則遺尿肝欬者其狀左脅痛甚者不得轉側
肝欬經久不已傳入膽其狀欬則清苦汁出心欬者其狀
引心痛喉中介介如鯁狀甚者喉痺咽腫心欬經久不已
傳入小腸其狀欬則失氣脾欬者其狀若脅痛陰陰則引
肩背甚者不得動動便欬劇脾欬經久不已則傳入胃其
狀欬即嘔甚則長蟲出久欬不已則三焦受之三焦欬之
狀欬而腹滿不能食飲此皆聚於胃關於肺使人多涕唾
而面浮腫氣逆也又非時有風寒冷人觸冒解脫傷皮毛

閒入腑藏爲欬上氣如此也又非時忽然（○案監寧本作忽然暴寒）傷皮膚中與肺合則欬嗽上氣或胸脅又痛欬唾有血者是其熱得非時之寒（暴）暴之不得漸散伏結深喜肺癰也因欬服溫藥欬尤劇及壯熱吐膿血汗出惡寒是也天有非時寒者急看四時方也

療欬嗽上氣時時嘔白唾沫數十歲者方

吳茱萸　五味子　大黃　桂心　甘草炙　細辛

人參　紫菀　款冬花各一兩　大戟　竹葉各三分

右十一味切以水一斗煮取三升分爲三服亦療陰冷欬至良忌海藻菘菜生菜生葱（外臺卷九葉四十六至四十七）

溫中湯療上氣方

甘草炙三兩 桂心四兩 生薑一斤

右三味切以水七升半煎取三升分五服忌生葱海藻菘菜

昆布丸療胸滿上氣方

大黃 消石 海藻洗 水銀各一兩 昆布洗三兩 苦瓠辛瓤四枚 葶藶半升熬 通草三分 桃人五十枚去皮尖兩人者熬〇案去至者六字原缺據寧本補

右九味擣篩以蜜和爲丸如梧子許先食服三丸日一再

○一 夜字原缺據照寧本補

服

已試鯉魚湯療上氣方

杏人去皮兩人尖皮熬○案熬上原缺去至皮五字據照寧本補　貝母　桂

心各三兩　橘皮　人參　甘草炙　厚朴炙　麻黃去節　茯苓

胡麻　白前各二兩　鯉魚五斤　生薑六兩　半夏五兩洗

右十四味切，先以水二斗煑魚，得一斗二升，去魚，內藥

煎取三升二合，分四服，日三夜一○一服。忌海藻菘菜餳物

羊肉餳生葱等物

上氣二物散本司馬大將軍方

麻黃一斤去節　杏人一百枚去枚去尖皮進人熬○案原缺去至熬六字今據照寧本補

右藥各別擣合和下篩為散上氣發時服方寸匕可至三方寸匕以氣下為候不必常服外臺卷十葉二十至二十一

療卒上氣鳴息便欲絕方

麻黃去節 甘草炙各二兩○案已上據備急方錄

右二味切以水八升煮取三升八合忌海藻菘菜差後犯令不發者更取二味并熬杏人五十枚擣篩蜜和丸服四五丸日三外臺卷十葉二十二

上氣胸滿方

胡椒丸方療欬上氣胸滿時復唾沫方

胡椒 蓽撥 乾薑各三兩 白朮二兩 桂心 高良薑

下二方並入九卷枚極要下

人參 款冬花 紫菀 甘草炙各二兩

右十味擣篩蜜和丸如梧子一服五丸日二服不知增之以知為度忌生冷醋滑猪魚肉蒜桃李雀肉生葱海藻菘菜外臺卷十葉二十四

上氣喉中水雞鳴方

療久欬逆上氣体腫短氣脹滿晝夜倚壁不得臥喉常作水雞鳴白前湯方

白前二兩 紫菀 半夏洗各三兩 大戟切七合

右四味切先以水一斗漬之一宿明旦煮取三升分三服忌羊肉餳外臺卷十葉二十八 右方本深師云古今錄驗同

療欬而上氣咽中如水雞聲射干麻黃湯方

射干十三枚 麻黃四兩去節 生薑四兩 紫菀三兩 欵冬花三兩 細辛三兩 五味子半升 半夏如錢許大八枚洗○案原缺如至許四字據照宋本補 大棗七枚

右九味切以東流水一斗二升煮取三升分三服忌羊肉餳生菜 外臺卷十葉廿九至三十出小品云古今錄驗同 右方本

因飲水上氣方

宮泰說李將軍兒得病喘息甚難并數上氣呼吸療之不差遂亡本由食餅後乃飲水得之服五味湯不差此輩皆死是後乃有婢得之行極而渴飲水多為此所發起同与五味湯亦不差然後小差泰因此遂三物備急藥半錢吐

與

下得差由此思惟病之所由以冷水入肺及入腸冷热不

消化结聚逼迫於胃口故令其呼吸之氣息不得下過謂

喘而上氣息數也宜吐下之亦可与三物瓜蒂散吐之

三味備急散本療卒死感忤宮泰以療人卒上氣呼吸氣

不得下喘逆差後已為常用方

巴豆　乾薑　大黄

右藥等分巴豆小熬去心皮合擣下篩服半錢匕得吐

下則愈忌野猪肉蘆笋

三味吐散宮泰以療上氣呼吸喘逆方

瓜蒂三分　杜衡三分　人參一分

右藥擣篩爲散以温湯服一錢匕老小半之外臺卷十葉三十下

療積病後暴上氣困篤投極湯方

石膏四兩碎 甘草二兩炙 五味子三兩 大棗二十枚 人參 桂心 半夏洗 杏人去尖皮各二兩〇肇臣案去尖皮三字據熙寧本補 麻黄三兩去節 生薑四兩

右十味切以水一斗煮取三升一服六合日三夜一忌羊肉餳海藻菘菜生菜葱等

療上氣呼吸牽繩肩息欲死覆極湯方

麻黃四兩去節 甘草炙 乾薑 桂心 貝母各二兩

右五味切以水八升煮取二升分再服則愈有人先有
風患兼有石熱取冷當風飲酒房事倖虛未春因天行
病至夏中蓋尚虛有風熱未除兼藥石勢取○案原缺取字據醫
宋本補過傷於胃氣因腹脹堅如石氣息不利因自下後
變四肢腫遊走無定小便不通積服利藥忽吐逆不下
食變噦至攣動百脈狀如嘔唏積日乃复上氣服此方
加杏人二兩与兩劑上氣得止已海藻生菜菘菜外臺卷三
十四至三十五
上氣兼欬方
療上氣兼欬蘇子湯方

蘇子一升 五味子五合 麻黄去節 細辛 紫菀 黄芩 甘草炙各二兩 人參 桂心 當歸各一兩 半夏洗三兩 生薑五兩

右十三味切以水九升煮取三升分三服上氣病亦特單煮蘇子及生蘇葉冬天煮乾枝莖葉亦佳忌海藻菘菜羊肉餳生葱生菜 外臺卷十葉三十七

上氣欬嗽多唾方

小紫菀丸療上氣夜欬逆多唾濁方

乾薑 甘皮一作細辛 甘草 款冬花各三分 紫菀三分 附子二枚炮

右六味擣篩以蜜和為丸如梧子先食服三丸日再以

知為度忌冷水猪肉生菜等物

療欬氣上多涕唾杏人煎方出徐王

杏人●大升一升[redacted]（不用去皮○案原作一升缺 大字及一至皮六字據聚宋本補）

右一味擣碎研取大升三升汁以水和研之煎取一大升酒服一匙日三忌猪雞魚肉胡荽等物（外臺卷十 第四十）

上氣欬方

療逆上氣胸滿多唾太醫令王叔和所撰（已更御服甚良効方）

乾薑（三分） 礬石（一分燒半日） 蜀椒（汗五分） 細辛（二分） 烏頭（一分炮去皮） 杏人（一分去皮尖兩人者熬○案原缺 去至熬七字據聚宋本補） 吴茱萸（四分洗） 菖蒲（一分） 紫菀（二分） 皂角（一分去皮子炙） 款冬花（三分） 麻黄（四分去節）

右十二味擣篩蜜和丸如梧子夜卧吞一丸日二不知加之療二十年欬不過二十丸便愈御藥也秘在石室不傳忌猪羊肉餳生菜冷水一方有桂心三分無麻黄外臺卷十葉四十至四十一

久咳嗽上氣方

療久上氣欬麻黄散方司馬太傅欬常將此服愈

麻黄一斤去節杏人一百枚去尖皮兩人熬○皇原按去至熬六字據興寧本補 甘草二兩炙切○原缺炙切二字據興寧本補 桂心一兩

右四味擣篩別擣杏人如脂内諸末合令調臨氣上發時服方寸匕氣下止食頃氣不下更服一匕可至三匕氣發便服即止忌海藻菘菜生葱

療上氣欬亦療傷寒後欬嗽方

甘草二兩炙 大棗二十枚擘〇案至此擘字據照寧本補

右二味以水七升煮取二升分再服數用驗忌海藻菘菜等外臺卷十葉四十一至四十二 右二方原出深師方古今錄驗同

欬逆上氣方

麥門冬丸主氣逆上氣方

乾薑六分 麥门冬十分去心 昆布洗 海藻洗各六分 細辛 海蛤

蜀椒熬 桂心各四分

右八味擣篩蜜和丸如梧子以飲服十丸漸加至二十丸日三有人患風虛得冷輒胸中上氣喉中常如吹管

聲欬嗽唾清沫將此丸服得差若散服方寸匕日三忌

生葱生菜

鯉魚湯療欬逆上氣喉中不利方

生鯉魚一枚重十三斤〇案原作一尾缺枚至斤五字今據外臺本改補 熟艾升

白前壯一紫菀 牡蠣熬各四兩 款冬花一升 杏人二十枚去皮尖兩人者〇案原缺皮至者六字據外臺本補 豉半升 射干二兩 細辛三兩 飴八兩 菖蒲二兩

右十二味㕮咀藥和內魚腹中置銅器中蒸之五斗米

飯下藥成服一升日三夜一忌生菜羊肉餳等

杏人煎療欬逆上氣方

杏人一升去皮尖兩人者〇案原缺去至者六字今據外臺本補 石斛 乾薑各四兩 桂心

甘草炙 麻黄去節各五兩 五味子 款冬花 紫菀各三兩

右九味擣八味下篩以水一斗先煮麻黄取八升去滓内棗末膠飴半斤蜜一升攪○案聖濟本作耗令相得未食服如棗大一枚日三忌海藻生菜菘菜等外臺卷十第回十三右二方原出第二十九卷中疑衍二字故入此卷

雜療上氣欬嗽方 闕

半夏湯療上氣五藏塞不得飲食胸中脅下支脹作去作來虛氣結於心中伏氣住胃管脣乾口燥肢体動揺手足疼冷夢寐○案聖濟本作夢寤若見人怖懼此五藏虛乏諸勞氣不足所致并療婦人方

當歸 防風 黃耆各二兩 柴胡半斤 細辛 麻黃去節 人參各一兩 杏人五十顆去尖皮兩人者○案原作五十粒缺顆至者七字今據熙寧本改補 五十 桂心二兩 半夏一升洗 大棗二十枚擘○案原缺擘字今據熙寧本補 生薑五兩 黃芩一兩

右十三味，切，以水二斗，先煮麻黃一沸，去上沫，更入水一升及諸藥，煮取五升，分為五服，日三夜二。忌羊肉、生葱、生菜、餳等。外臺卷十葉四十四至四十五

古今録驗卷二十一

肺痿方

療肺痿欬嗽涎沫心中溫溫咽燥而渴方一云不渴

生薑五兩 甘草二兩炙 大棗十二枚擘

右三味切以水五升煮取一升半分再服一方乾薑三兩代生薑忌海藻菘菜外臺卷十葉二右方原出集驗云古今录驗同

肺客熱方

療肺客熱并肝心家人參湯方

桂心 甘草炙各三兩 人參 乾薑 防風各二兩 白朮一兩半○熙寧本無半字

右六味，切，以水八升，煮取三升，分三服，日三，宜温，忌桃李、雀肉、生葱、海藻、菘菜。外臺卷十葉四

肺癰方

療肺癰方

薏苡人一升　醇苦酒三升

右二味，煮取一升，温令頓服，有膿血當吐。

療肺癰葶藶湯方（日案：監本无葶字）

剉葶藶一升　薏苡人半升　桃人五十枚，去尖、皮、兩人者　瓜瓣半斤

右四味，㕮咀，以水一斗，先煮葶藶，令得五升，去滓，悉內諸藥，煮取二升，分再服，當吐如膿。

療肺癰經時不差桔梗湯方

桔梗三兩 白术二兩 當歸一兩 地黃二兩 甘草炙 敗醬 薏苡人各二兩 桑白皮切一升

右八味切以水一斗五升煑大豆四升取七升汁去豆內清酒三升合諸藥煑之取三升去滓服六合○案巡寧本作七合日三夜再○案巡寧本再下有服字 忌猪肉蕪荑桃李雀肉海藻菘菜等

療肺癰生地黃汁湯方

生地黃汁一升 當歸一兩 甘草炙 白石英綿裹 人參各一兩

附子炮二分 白小豆三十顆 白雞一頭男用雌女用雄 療如食法○一作雉

小島氏曰案唐人避治改療治病之治宜然而治如食法恐當作理如食法耳

右八味切以水一斗五升煮雞取七升汁去滓内地黄汁諸藥等煮取三升去滓分服六合日三夜二忌蕪荑海藻菘菜冷水猪肉等 外臺卷十葉十四至十五

療胸中滿而振寒脉數咽燥而不渴時時出濁唾腥臭久久吐膿如粳米粥是為肺癰桔梗湯方

桔梗二兩　甘草二兩炙

右二味切以水三升煮取一升分再服朝暮吐膿血則差 外臺卷十葉十三　右方蓋出集驗云古今录驗同

肺癰喘不得臥葶藶大棗瀉肺湯主之兼療胸脇脹滿一

身面目腫鼻塞清涕出不聞香臭酸辛欬逆上氣喘鳴迫

塞方

葶藶 三兩熬令色紫

右一味擣令可丸以水三升煮擘大棗二十枚得汁二

升内藥如彈丸一枚煎取一升頓服 外臺卷十葉十四 右方原出千金

云古今錄驗同

石癰方

堅如石核復大色不變或作石癰瘰之方

單磨鹿角半夏塗 ○案原文塗下有不如上方佳也六字據上方无古今錄驗同之語故删之俾稍近本書面目

療石癰堅如石不作膿方

以生商陸根爛擣傅之燥則易又治膿漏（□案照宋本无漏字）

（又千金方及諸癰癤外臺卷二十四葉十八右二作濕漏方原出千金云古今錄驗同）

發背方

黃耆竹葉湯主胸背遊熱癰疽方

生地黃八兩 黃耆 甘草炙 芍藥 黃芩各三兩 人參

石膏碎綿裹（□案原缺綿裹二字據照寧本補） 芎藭 當歸各二兩 生薑五兩

大棗三十枚擘 半夏四兩洗 淡竹葉切一升 麥門冬去心五兩

右十四味以水一斗二升煮竹葉取九升去滓內藥煮

取三升分四服相去如人行五六里再服日三夜一忌

海藻菘菜羊肉餳〇案餳原誤作錫故改 外臺卷二十四葉三十四 右方出千金云古今錄驗同

癰疽發背雜療方

此方入後

療發背發乳口已合皮上急痛生肉摩踠折丹參膏方

丹參 防風 白芷 細辛 芎藭 黃芩 芍藥 牛膝 大黃 槐子 獨活 當歸各一兩

右十二味切以臘月猪脂五卅微火煎三上三下膏摩病日三四不須向火 外臺卷二十四葉四十 右方原出劉涓子云古今錄驗同

此方入二兩

療諸癰瘡發背有膿血當歸貼方

當歸一分 蠐螬一分 丹參一分 附子一分炮 蠟蜜一分 梔子十枚 桂

心一分　膠一分

右八味合煎以貼瘡上　外臺卷二十四葉四十七

葛氏療婦發諸癰疽發背及乳房方

半夏末雞子白和塗良姚云生者神驗以水和塗之

○案此本肘後文仲同小注在此方半夏上故知背灸上百壯一法肘後文仲二書載之而其下半夏末雞子白和塗良云、則爲本書引小品所同也故今删去灸法　外臺卷二十四葉四十六右方原出備急云古今錄驗同

療發背及婦人發乳及腸癰木占斯散方

木占斯　厚朴炙　甘草炙　細辛　栝樓　防風　乾薑　人參　桔梗　敗醬草各一兩

腫

右十味為散酒服方寸匕日七夜四以多為度病在上當吐病在下當下膿血此謂腸癰之屬凡癰腫即可服兼療諸疽痔若瘡已潰便早食發背無有不瘥長服去敗醬亦療婦人諸產瘕瘕（癥）益良

是劉涓子方 二十四葉四十七 外臺卷 右

方出文仲云
古今錄驗同

治癰攻腫若有膿肉突出者

烏頭五枚以苦酒三升漬三日洗之夜三四度 柯刊缺此

廿 大觀本草卷十葉

治浸淫瘡方

治浸淫瘡苦瓠散方

帖

苦瓠一両　蛇蛻皮一両　蜂房炙半両　梁上塵一合

右五味治下篩以粉為散和傳紙上貼之日三〇案千金方梁

上塵下有大豆半合　據景宋本千金方卷二十二葉四十二補

古今録驗卷二十三

虛勞裏急方

黄耆湯主虛勞裏急引少腹絞痛極攣卵腫縮疼痛方

黄耆三兩 甘草炙三兩 桂心二兩 芍藥六兩 生薑一斤 大棗十二枚擘

飴糖半斤

右七味切以水一斗二升煮取三升去滓内糖令消分

服一升日三即除飴糖忌海藻菘菜生葱

黄耆湯療虛勞裏急少腹痛氣引胸脅痛或心痛短氣方

芍藥六兩 黄耆四兩 甘草炙二兩 桂心二兩 乾薑四兩 當歸四兩

大棗十二枚 飴糖六兩

右八味切以水一斗煮取三升去滓下飴糖令消分三

服忌海藻生葱菘菜外臺卷十七葉四十四至四十五

療虛勞裏急諸不足黃耆建中湯方

黃耆三兩 桂心三兩 甘草炙三兩 芍藥二兩 生薑四兩 大棗十二枚擘

飴糖一斤

右七味切以水一斗二升煮取六升去滓內飴糖令消

適寒溫服一升間日可作 嘔者倍生薑 腹滿者去棗加

茯苓四兩 忌生葱海藻菘菜外臺卷十七葉四十四 右方原出集驗 云古今錄

驗同

虛勞心腹痛方

療虛勞腹中痛夢失精四肢痠疼手足煩熱咽乾口燥并

婦人少腹痛芍藥湯方

芍藥六兩 桂心三兩 甘草三兩炙 生薑四兩 大棗十二枚擘 飴糖一斤

右六味切以水九升煮取三升去滓下糖分服七合日三夜一忌海藻菘菜生葱

建中黃耆湯療虛短氣少腹急痛五藏不足方

黃耆三兩 甘草三兩炙 桂心三兩 生薑一斤薄切 飴糖半斤 大棗十二枚擘

右六味切以水一斗煮取三升去滓下糖溫服一升日三忌海藻菘菜生葱 外臺卷十七葉四十五 右方原出第三卷中

虛勞骨蒸方

療虛勞少氣骨節中微熱諸疼痛枸杞湯方

枸杞葉一斤（○案四字本作枸杞菜）　乾薑二兩　桂心一兩　甘草五兩炙

大麻子人二升

右五味切碎以河水三斗煮取九升去滓每服一升日三忌海藻菘菜生葱（外臺卷十七葉四十六）

虛勞偏枯方

主新飲水未散而交接令人偏枯身偏不足乾地黃丸方

乾地黃五分 乾漆四分熬 萆薢三分 防風一分○案原作二分，據宋本遜寧本 蜀椒一分汗 附子二分炮 烏頭一分炮

右七味擣篩，以蜜和丸，丸梧子，每服三丸，漸加至五丸，酒下，日三，以知為度。忌蕪荑、豬肉、冷水。外臺卷十七葉四十六上

古今録驗卷二十五

素女經四季補益方

素女經黄帝問素女曰男子受氣陰陽俱等男子行陽常先病耳目本其所好陰痿不起氣力衰弱不能强健敢問療之道素女曰帝之所好衆人同有陰陽為身各皆由婦人夭年損壽男性節操故不能專心貪女色犯之竭力七傷之情不可不思常能審慎長生之道也其為疾病宜以藥療之今所説犯者七第一之忌日月晦朔上下弦望六丁之日以好陽陰傷子之精令人臨敵不戰時時獨起小便赤黄精空自出夭壽喪身第二之忌雷電風雨陰陽晦

帝問

瞑振動天地日月無精光以合陰陽生子令狂癲或有聾
盲瘖瘂失神或多忘誤心意不安忽常喜驚恐悲憂不樂
第三之忌新飽食飲穀力未行太倉內實五藏防響以合
陰陽六腑損傷小便當赤或白或黃腎脊疼痛頭項寄彊
或身體浮腫心腹脹滿毀形夭壽天道之常第四之忌新
小便精氣微弱榮氣○榮氣熙寧本作衞不固衞氣未散以合陰陽
令人虛乏陰陽氣閉絕食無味腹脹滿結怫鬱不安忘誤
或喜怒無常狀如癲發第五之忌作事步行身體勞榮氣
不定衞氣未散以合陰陽藏氣相干令人氣乏喘息為難
脣口乾燥身體流汗穀不消化心腹脹滿百處酸疼起臥

不安第六之忌新息沐浴頭身髮濕舉重作事流汗如雨
以合陰陽風冷必傷少腹急痛腰脊疼強四肢酸疼五藏
防響上攻頭面或生漏瀝第七之忌共女語話玉莖盛強
以合陰陽不將禮防氣腠理開莖中痛傷外動肌體內損
腑藏結發塞耳目視𥆧𥆧心中怵惕恍惚喜忘如杵舂膈
欬逆上氣內絕傷中女絕痿弱身可不防犯此七篇形證
已彰天生神藥療之有方
黃帝問高陽負曰吾知素女明知經脈藏腑虛盈男子五
勞七傷婦人陰陽隔閉漏下赤白或絕産無子男子受氣
陰陽同等其病緣由因何而起故欲問之請爲具說對曰

深哉問也男子五勞七傷六極病皆有元本由狀帝曰善

哉七傷之病幸願悉說對曰一曰陰汗二曰陰衰三曰精

清四曰精少五曰陰下濕癢六曰小便數少七曰陰痿行

事不遂病形如是此謂七傷黃帝曰七傷如是為療之奈何

對曰有四時神藥名曰茯苓春秋冬夏療隨病形冷加熱

藥溫以冷漿風加風藥色脈診評隨病加藥悉如本經春

三月宜以更生丸更生者茯苓也療男子五勞七傷陰衰消小囊

下生瘡腰背疼痛不得俛仰兩膝臏冷時時熱癢或時浮

腫難以行步目風淚出遠視䀮䀮欬逆上氣身體萎黃遶

臍弦急痛及膀胱小便尿血莖痛損傷時有遺瀝汗衣赤

黃或夢驚恐口乾舌彊渴欲飲水得食不常或氣力不足之

時時氣逆坐犯七忌以成勞傷此藥主之甚驗方

茯苓四分若不消食三分加一　昌蒲四分若耳聾三分加一 ○昌原作菖據宋本改

山茱萸四分若耳聾三分加一　栝樓根四分若熱渴三分加一

菟絲子四分若痿洩二分加一　牛膝四分若機關不利加一倍

赤石脂四分若內傷三分加一　乾地黃七分若煩熱三分加一

細辛四分若目䀮䀮三分加一　防風四分若風邪三分加一

署預四分若陰濕癢三分加一 ○原作薯蕷據宋本改　續斷四分若有痔加一倍

蛇床子 巴戟天四分若少氣三分加一　栢實四分若少力加一倍

巴戟天四分若痿弱三分加一　天雄四分炮若有風三分加一

遠志皮四分驚恐不安三分加一 石斛四分若体疼加一倍煕寧本作加倍○
杜仲四分若絶陽膂痛三分加一 蓯蓉四分若陰痿加一倍宋本作加一半○
右二十味擣篩蜜○宋本蜜作密和丸如梧桐子先食服三丸
日三不知漸增以知為度亦可散服以清粥飲服方寸
匕七七日知十日愈三十日餘氣平長服老而更少忌豬
羊肉餳冷水生菜蕪荑等物
又黄帝問曰夏三月以何方藥幸得具聞對曰宜以補腎
茯苓丸療男子内虚不能食飲忽忽喜忘悲憂不樂恚怒
無常或身體浮腫小便赤黄精泄淋瀝痛絞膀胱脛疼冷
痺伸不得行渴欲飲水心腹脹滿皆犯七忌上已具說○案

宋本作其記

當療之法隨病度量方用如左

茯苓二兩食不消加一倍　附子二兩炮有風三分加一

山茱萸三兩身癢三分加一　杜仲二兩膂痛三分加一

牡丹二兩腹中遊氣三分加一　澤瀉三兩有水氣三分加一

薯蕷三兩頭風加一倍　桂心六兩顏色不足三分加一

細辛三兩目視䀮䀮三分加一　石斛二兩陰濕癢三分加一

蓯蓉三兩身痿三分加一　黃耆四兩體疼三分加一

右十二味擣篩蜜○案蜜宋本作煉蜜和丸如梧桐子先食服七丸日三服忌生蔥生菜豬肉冷水大酢胡荽等物

又黃帝問曰春夏之療已聞良驗秋三月以何方藥對曰

宜以補腎茯苓丸療男子腎虛冷五藏內傷風冷所苦令人身體濕痒足行失顧不自覺省或食飲失味目視𥆧𥆧身偏拘急腰脊痛強不能食飲日漸羸瘦胸心懊悶欬逆上氣轉側須人起則扶舁鍼灸服藥療之小折或乘馬觸風或因房室不自將護飲食不量用力過度或口乾舌燥或流涎出口或夢寤精便自出或尿血尿有淋瀝陰下痒濕心驚動悸少腹偏急四肢酸疼氣息噓吸身體浮腫氣又〇案又原作逆據宋本并熙寧本改胸脅膈不能識妄加餘療方用如左

茯苓三兩 防風二兩 桂心二兩 白朮二兩 細辛二兩 山茱萸二兩 薯蕷二兩 澤瀉二兩 附子二兩炮 乾地黃二兩 紫菀二兩 牛膝二兩 〇原

作三兩據宋本改芎藭二兩丹參二兩黃耆二兩沙參二兩茯苓二兩乾薑二兩玄參二兩人參二兩苦參二兩獨活二兩

右二十二味搗篩蜜和丸如梧桐子食前服五丸臨時以酒飲下之忌酢物生葱桃李雀肉生菜豬肉蕪荑等

又黃帝問曰春夏秋皆有良方冬三月復以何方治之對曰宜以耆命茯苓丸療男子五勞七傷兩目䀮䀮得風淚出頭項寒彊不得廢○案廢原作展熙寧本作庚今據宋本改心腹脹滿上支胸脅下引腰脊表裏疾痛不得喘息飲食欬逆面目痿黃小便淋瀝精自出陰痿不起臨事不對足脛酸疼或五心煩熱身體浮腫盜汗流離四肢拘攣或緩或急夢寤驚恐

呼吸短氣口乾舌燥狀如消渴忽忽喜忘或悲憂嗚嗚○案疑嗚誤之咽此藥主之補諸絕令人肥壯彊健氣力倍常飲食百病除愈方

茯苓二兩 白朮二兩 澤瀉二兩 牡蒙二兩 桂心二兩 牡蠣二兩熬

牡荊子二兩 薯蕷二兩 杜仲二兩 天雄二兩炮 人參二兩 石長生二兩 附子二兩 乾薑二兩 菟絲子二兩 巴戟天二兩 蓯蓉二兩 山茱萸二兩 甘草二兩炙 天門冬二兩去心

右二十味擣篩以蜜和丸如梧子○案原作桐梧子今據宋本照宋本改先食服五丸酒飲皆得忌海藻菘菜鯉魚生葱豬肉酢等物

又黄帝問曰四時之藥具已聞之此藥四時通服得不對
曰有四時之散名茯苓散不避寒暑但能久服長生延年
老而更壯方用如左
茯苓　鍾乳研　雲母粉　石斛　菖蒲　柏子人
菟絲子　續斷　杜仲　天門冬去心　牛膝　五味子
澤瀉　遠志去心　甘菊花　蛇床子　薯蕷　山茱萸
天雄炮　石韋去毛　乾地黄　蓯蓉並等分
右二十二味擣篩為散以酒服方寸匕日再二十日知三
十日病悉愈百日以上體氣康彊長服八十九十老公
還如童子忌酢物羊肉餳鯉魚豬肉蕪荑等

高陽負曰凡經方神仙所造服之療病具已論說如是所擬說○案說疑寧本作議從開闢以來無病不治無生不救也外臺卷十七葉一至六

五勞六極方

入腎 腎瀝湯療五勞六極八風十二痹補諸不足方

猪腎一具去脂膜 附子四分炮 芎藭四分 牡丹四分 桂心四分 茯苓八分 乾地黃六分 人參四分 桑螵蛸八分炙 磁石八分研如粉 牡荆子八分 當歸四分 黃耆八分 菖蒲八分

右十四味切以水一斗七升煮腎取一斗一升去腎內藥煎取四升分四服忌羊肉餳冷水酢生葱蕪荑胡荽

外臺卷十七葉十　○右方
原出崔氏云古今錄驗同

入前
淮南八公石斛萬病散療五勞七傷大風緩急濕痺不仁甚則偏枯筋縮拘攣胸脇支滿引身彊直或頸項腰背疼痛四肢酸煩陰痿臨事不起痒濕臥便盜汗心腹滿急小便莖中疼痛或時便血咽乾口燥飲食不消往來寒熱羸瘦短氣肌肉損減或無子若生男女纔欲及人死此皆極勞傷血氣心神不足所致藥悉主之然人康健多子方

牛膝二分　遠志二分去心　續斷二分　蛇床子三分　菟絲子三兩酒漬從
蓯蓉二分　茯苓二分　杜仲二分　桂心二分　乾薑一分　蜀椒一分汗　細辛
二分　附子二分炮　天雄二分炮　防風二分　乾地黃二分　白朮二分　草

薢二分石斛二分雲母粉二分菊花二分菖蒲二分

右二十二味隨病倍其分擣篩爲散先食以酒服方寸匕日三以知爲度神良忌猪羊肉冷水桃李雀肉生葱生菜大酢餳等

淮南王枕中丸療五勞六極七傷胃氣不和發於五藏虛勞小便或難或數令人多思脾氣不和宿食熱所爲流入百脉食飲不進沈滯著中隔并來著一邊或食不消夜服三丸方

芎藭二兩附子二兩炮桂心二兩甘草二兩炙黃芩二兩芍藥二兩

乾薑二兩蜀椒二兩汗杏人四兩去皮尖熬白朮五兩當歸二兩大黃二兩

右十二味擣篩蜜和丸如梧子以酒服五丸日三忌海藻菘菜生葱猪肉冷水桃李雀肉等（外臺卷十七葉十三至十五）

雜療五勞七傷方

署預丸療丈夫五勞七傷頭痛目眩手足逆冷或煩熱有時或冷痺骨疼腰髖不隨食雖多不生肌肉或少食而脹滿體澀無光澤陽氣衰絕陰氣不行此藥能補十二經脉起發陰陽通內制外安魂定魄開三焦破積聚厚腸胃消五藏邪氣除心內伏熱強筋練骨輕身明目除風去冷無所不療補益處廣常須服餌為佳七十老人服之尚有非常力況少者乎謹具方如左

乾薯蕷二兩 蓯蓉四兩 牛膝二兩 菟絲子酒漬二兩 杜仲二兩 赤石脂二兩 澤瀉二兩 乾地黃二兩 山茱萸二兩 茯苓二兩 巴戟天二兩去心 五味子一兩半 石膏二兩研 遠志一兩去心 栢子人一兩 白馬莖筋乾之二兩炙

右十六味○案照寧本作十七味，今詳本方僅十六味，當據原書為是 擣篩，蜜和丸如梧子。以酒空腹服二十丸，至三十丸，日再。忌大酢、蕪荑、蒜、陳臭物。

療五勞七傷，諸虛補益及下先○案原作元，據宋本照寧本改 後用甚驗。

五石黃耆丸方

黃耆二兩 紫石英二兩研 赤石脂二兩 石硫黃二兩研○案宋本此下有

案千金方本方中有[illegible]

[illegible]宋本小異

石斛二兩 白石脂二兩 白礬石二兩鍊研○案宋本作白礬石 桂心四兩 烏頭二兩去皮炮 鍾乳二兩鍊研

芎藭二兩 防風二兩 茯苓三兩 乾薑四兩 棗一百枚 當歸二兩○案宋本作三兩

細辛三兩 人參二兩 肉蓯蓉二兩 附子二兩炮 乾地黃二兩

芍藥三兩 甘草三兩炙 白朮二兩

右二十四物，味草石各別擣篩，爰蜜和丸如梧子，空腹酒下十丸，日三，漸加至三十丸。忌海藻、菘菜、豬肉、冷水、桃李、雀肉、生葱、酢物、蕪荑、生菜

大薯蕷丸 療男子五勞七傷，晨夜氣喘急，內冷身重，骨節煩疼，腰背彊痛引腹內，羸瘦不得飲食，婦人絕孕，疝瘕

諸病服此藥令人肥白補虛益氣方

薯蕷五分○案著尚藥薯之誤 大黃六分 前胡三分 茯苓一分 人參二分 杏人三分，熬，去皮尖 當歸十分 桔梗二分 防風二分 黃芩八分 麥門冬八分 甘草五分，炙，加二分 五味子四分 乾地黃十分 棗一百顆 芍藥四分 石膏四分，研 澤瀉八分 阿膠四分，炙 白朮二分 乾薑四分 桂心四分 乾漆三分 黃耆五分

右二十四物○案原作味，據宋本、監寧本改 搗篩，蜜和丸如梧子○案原作梧桐子，據宋本、監寧本改 空腹以酒下三十丸，日再。忌豬肉、冷水、桃李、雀肉、海藻、菘菜、生葱、蕪荑。外臺卷十七葉十五至十六 右三方未載考[illegible]

虛勞補益方

調中湯療虛補益氣力方

麥門冬半兩 乾薑一兩 茯苓半兩 甘草半兩炙 桂心半兩 當歸半兩 芍藥半兩

右七味切以水八升煮取三升去滓分服一升日三忌生葱海藻菘菜醋物 外臺卷十七葉三十一至三十二 ○案右方未考卷數

虛勞羸瘦方

通命丸療虛勞百病七傷六極少氣羸弱不能飲食方

茯苓六分 甘草六分炙 杏人六分去皮尖熬 牛膝七分 黃芩五分 阿膠三分炙 防風四分 乾天門冬六分去心 芍藥六分 大黃六分 當歸六分 乾薑六分 乾地黃七分 人參六分 桂心三分 乾漆四分 紫菀五分 白

术四分　萎蕤五分　吴茱萸三分　蜀椒汗三分　石斛三分

右二十二味擣篩以蜜和作丸食前服七丸日三不知漸增以知為度病劇者夜更一服忌蕪荑鯉魚生葱海藻菘菜桃李雀肉酢等

療体虛少氣羸瘦不堪榮衛不足善驚胸腸疾冷而客熱飲冷水飲食則心腹弦滿脾胃氣少不能消食或時嘔血方

黃耆二兩　附子一兩炮　大棗十四枚　甘草二兩炙　蜀椒一兩汗　生薑六兩　芍藥二兩　茯苓二兩　當歸二兩　人参三兩　黃芩二兩　桂心二兩

右十二味切以水一斗煮取三升半去滓分五服日三夜一適寒溫忌海藻生葱菘菜豬肉冷水大酢

療[illegible]男子虛羸七傷八公散方

麥門冬（去心） 石韋（去毛） 五味子 茯苓 菟絲子（酒漬） 乾地

黃 桂心

右七味等分擣爲散以飲方寸匕日三服食二十日知

三十日自任意欲行百里並得益顏色久服令人耐

老輕身七十有子忌大酢生葱蕪荑 外臺卷十七葉三十五至三十七右二方原出第二十卷

療丈夫腰脚疼腎氣不足陽氣衰風痹虛損攣急諸不足之

腰背痛耳鳴小便餘瀝風虛勞冷腎氣丸方

羊

調中湯療虛補益氣力方

麥門冬半兩 乾薑一兩 茯苓半兩 甘草炙半兩 桂心半兩 當歸半兩

芍藥半兩

右七味切以水八升煮取三升去滓分服一升日三忌

生葱海藻菘菜醋物 外臺卷十七葉三十一至三十二 ○案右方未宰[illegible]卷數

陽氣不足方

療丈夫腰腳疼[redacted]陽氣不足陽氣衰風痺虛損憹憹諸不

足腰背痛耳鳴小便餘瀝風虛勞冷陽氣九方

羊腎二具炙 細辛二兩 石斛四兩 蓯蓉四兩 乾地黃四兩 狗脊一兩

黑者 桂心二兩 茯苓五兩 牡丹皮二兩 麥門冬去心三兩 黃耆四兩

人參二兩 澤瀉二兩 乾薑二兩 山茱萸二兩 附子二兩炮 薯蕷二兩

大棗一百枚取膏和丸

右十八味擣篩以棗膏少著蜜合丸如梧子大以酒服

二十丸漸加至三十丸日再服忌猪肉冷水生葱生菜

胡荽蕪荑酢物 外臺卷十七 第四十一

療虛勞客熱百病之後虛勞煩擾不得眠臥骨間勞熱面

目青黃口乾煩躁僅渠斤切十煩也不自安短氣乏少食不得

味縱食不生肌膚胸中淡〇肇原作痰擾宋本改熱煩滿憒[redacted]悶大

竹葉湯方

知

甘草炙二兩 小麥完用五合 黃耆二兩 人參二兩 知母二兩 大棗十二

枚擘 半夏洗三兩 栝樓根二兩〇案原無根字據宋本延寶本補 粳米一升 黃

芩一兩 當歸二兩 生薑四兩 前胡二兩 芍藥二兩 麥門冬六合去心 就

骨三兩 桂心三兩 竹葉切一兩

右十八味切用東流水二斗煮取五升去滓分服一升

日三夜二不過兩劑如湯沃雪効忌海藻菘菜羊肉餳

生蔥 外臺卷十七葉四十九至五十 〇右方未詳卷數

虛勞百病方

彭祖丸無所不療延年益壽通臟腑安神魂寧心意固榮

衛開益智慧宜暑風濕氣不從傷又療勞虛風冷百部方

栢子人五兩　石斛三兩　天雄一兩炮　巴戟天三兩去心　續斷三兩　天門冬三兩去心　澤瀉二兩　菟絲子五兩　人參二兩　乾地黃四兩　薯蕷二兩　遠志二兩去心　蛇床子五合取人　鍾乳三兩研成粉　鍊覆盆子五合　菴蕳六兩　山茱萸二兩　杜仲三兩　菖蒲二兩　五味子五兩　桂心二兩○案原作四兩，今據宋本與寧本改　茯苓二兩

右二十二味，擣篩，蜜和丸如梧子，服八丸，日再，漸加至十九丸。本方為天門冬散，方同，但以覆盆子代菊花。先服藥，齋五日，不食脂肉菜五辛菜，宜以酒服，勿令醉。服二十日斷白瀝，三十日漸悅○案悅原作脫，據宋本與寧本改，六十日服童子白黑分明，不復淚出，溺血餘瀝斷，八十日白髮變

黑腰背不復痛行步脚輕百五十日都差意氣如少

年時諸病皆除長服之神忌鯉魚生葱猪羊肉冷水

酢物蕪荑餳外臺卷十七葉五十一　右方未本卷數

虛勞小便利方

療虛勞腹滿少小便多黄耆建中湯方

黄耆三兩　甘草三兩炙　大棗三十枚　桂心二兩　芍藥四兩　生薑四兩

人參二兩　半夏一升洗

右八味切以水一斗煮取三升去滓分三服忌海藻菘

菜羊肉餳生葱外臺卷十七葉五十五　○右方原出深師云古今錄驗同

虛勞骨蒸方

解五蒸湯方

甘草炙一兩 茯苓三兩 人參二兩 竹葉二把 葛根 乾地黃各三

兩 知母 黃芩各二兩 石膏五兩碎 粳米一合

右十味切以水九升煮取二升半分為三服亦可以水

三升煮小麥一升乃煮藥忌海藻菘菜蕪荑大醋○案作黃

火醋 據照寧本改 一方無

甘草茯苓人參竹葉止六味

五蒸丸方

烏梅 雞骨一本是

消渴方論

此方論入後

消渴病有三一渴而飲水多小便數無脂似麩片甜者皆是消渴病也二喫食多不甚渴小便少似有油而數者此是消中病也三渴飲水不能多但腿腫脚先瘦小陰痿弱數小便者此是腎消病也特忌房勞若消渴者倍黄連消中者倍栝樓腎消者加芒消六分服前件鈆者丸得小便鹹苦如常後恐虚憊者並宜服此花蓯蓉丸方

丹

花蓯蓉八分 澤瀉四分 五味子四分 紫巴戟天去心四分 地骨白皮四分○案原作地骨皮今據宋本與享本改 磁石六分研水淘去赤汁乾之研入 人參

六分赤石脂六分研入 韭子五分熬 龍骨五分研入 甘草五分炙 牡丹皮五分 乾地黄十分 禹餘粮三分研入 桑螵蛸三十枚炙 栝樓四分

右十六味擣篩蜜和丸如梧子以牛乳空腹下二十九日再服忌海藻菘菜胡荽蕪荑等物

服前丸渴多者不問食前後服煮散方

桑根白皮六分 薏苡人六分 通草四分 紫蘇莖葉四分 五味子六分 覆盆子八分〇原作覆盤子據宋本熙寧本改 枸杞子八分 乾地黄九分 茯苓十二分 菝葜十二分 黄耆十二分

右十一味擣以馬尾羅篩之分為五貼每貼用水一升八合煎取七合去滓温服忌酢物蕪荑外臺卷十一葉十五至十六

此方入二冊

鉛丹散主消渴止小便數兼消中悉主之方

鉛丹二分熬別研入　栝樓根十分　甘草十分炙　澤瀉五分　胡粉二分熬研

入　石膏五分研入　白石脂五分研入　赤石脂五分研○案原缺研字據宋本照寫

校本

右八味擣研為散水服方寸匕日三服少壯人一匕半

患一年者服之一日差二年者二日差渴甚者夜二服

若腹中痛者減之丸服亦佳一服十丸以差為度不要

傷多令人腹痛已上據千金方緝　忌海藻菘菜已上據千金方緝　千服此

藥了經三兩日宜爛煮羊肝肚空腹噢之或作羹亦得

宜湯淡食之○案湯本作傷照寫　候小便得鹹苦即宜服後花

蓯蓉丸兼煮散將息本書一葉十三 外臺卷十

療小便數多不定○案定原作足擬宋本改 日便一二斗或如血色

秘方○案方上原缺秘字擬宋本臨寫本補

療腎消腳瘦細小便數赤色似血虛冷者本書方○案方字擬例增

麥門冬八兩去心 蒺藜子三兩 續 甘草一兩炙 乾薑四兩炮 桂心

二兩 乾地黃八兩 續斷二兩

右七味切以水一斗煑取二升五合分為三服忌海藻

菘菜生葱蕪荑已上擬近効方補 外臺卷十一葉八

神方消渴有人宜常服之

乾地黃八兩 薯蕷四兩 茯苓三兩 山茱萸五兩 澤瀉四兩 牡丹皮

三兩 附子炮三兩 桂心三兩

右藥擣篩蜜和丸如梧子大酒下十丸少少加以知為度忌豬肉冷水蕪荑胡荽酢物生葱。○案宋本葱下有與字外臺卷十一葉三十一右方原出近効方云古今錄驗同

汗出不止方

療汗出不止朮桂散方

麻黃 桂心各五分 白朮 附子炮 菖蒲各三分

右五味擣末酒服方寸匕日三末食服忌羊肉餳豬肉桃李雀肉等。○案原缺忌至等十一字今據明鈔本補

止汗摶雷丸散方

雷丸　桂心　蠣牡各五分，熬

右三味，擣下篩，粉身，日三。忌生葱。○案原缺忌生葱三字，據熙寧本補。外臺卷二十三葉六十

諸淋方

療淋瞿麥散方　主簿甄權處

瞿麥　石韋去毛　滑石　車前子　葵子各四兩

右五味，擣篩，以水服方寸匕，日三服，增至三匕。忌酒麵，慎生冷物也。○案原缺忌酒麵慎生冷物也八字，據熙寧本補。

又方

取生續斷絞汁一升，服之。

療淋滑石湯方

滑石一兩 榆白皮二兩 石韋一兩去毛 地麥草二兩 葵子二兩

右五味切以水一斗煮取四升分四服日再服甚良

療淋榆皮湯方

瞿麥二兩 防葵一兩 榆白皮一兩 葵子一升 滑石二兩一方四兩 黃芩一兩一方二兩 甘草二兩一方一兩炙

右七味切以水一斗煮取三升分二服忌海藻菘菜〇案原缺忌至菜五字據熙寧本補

又方

取附舡底苔大如鴨子以甌半水煎取一甌頓服日

三服外臺卷二十七葉七至八

治百種淋寒淋熱淋勞淋小便澀胞中滿腹中急痛方

通草、石韋 王不留行 甘草炙各二兩 滑石 瞿麥

白术 芍藥 冬葵子各三兩 當歸二兩 ○葉千金無當歸有二兩餘同

右十味治下篩以麥粥清服方寸匕日三 本書四卷廿一葉十三 千金

石淋方

療石淋及諸淋方

石首魚頭石十四枚 當歸等分

右二味擣篩為散以水二升煮取一升頓服立愈 單用

魚頭石亦佳

行字案亦云等分謂當歸與十四枚魚頭石同等重之量也

石淋石韋散方

石韋去毛　滑石各三分

右二味搗篩爲散，用米汁若蜜服一刀圭，日二服

又方

取生葎葉搗絞取汁三升，爲三服，無苦毒。葉無苦毒三字原

滑石散，療石淋，莖中疼痛，瀝瀝晝夜百餘行，內出石及血

缺據熙寧本補　石自出

方

滑石二十分　石韋去毛　當歸　通草　地膽去足熬　鍾乳研

二分　車前子三分　瞿麥　蛇床子二分　細辛　蜂房炙一分

右十一味爲散以葵汁麥粥服方寸匕日三忌生葱生

菜○案原缺忌下菜五字據醫心方本補

療石淋瀝瀝莖中痛晝夜百行或血出延命散方

滑石　牛角鰓燒灰　芒硝各二兩　瞿麥三兩　車前子一兩

蜂房炙　貝子燒　梔子人○案人原作仁據醫心方本改　魚齒炙　雞矢白

苦瓠子燒　牛陰頭毛各一兩　婦人陰上毛二分一本無

右十三味擣篩爲散以葵汁服方寸匕日三服

療石淋方

取雞子陳者一枚用隔苦酒一升○案原本用下無隔字據醫心方本補

以雞子合苦酒置器中以油紙三四重密封頭不令

水得入沈井中一宿平旦取剝去皮吞其黄石即消

去○案巠寧本作石消去也　外臺卷二十七葉十二至十三

治莖中淋石取牽牛子屎白日中半乾熬令香末以酪漿飯飲服

方寸匕　大觀本草卷十一

療石淋方

浮石取滿一手擣為末以水三升苦酒一升煮取二

升澄清溫服一升不過再三服石即便出○案原無便字據巠

寧本補　外臺卷二十七葉十一

右方原出醫心方云古今錄驗同

療石淋方

鯉魚齒一升貝齒一升擣篩以三歲苦酒和分為三

服宿不食旦服一分日中服一分暮服一分外臺卷二十七葉十一　右方原出集驗云古今錄驗同

石淋方

桃膠如棗大夏月著三合冷水中冬月以湯三合和之一服日三當下石〻盡即止○崇大觀本草卷二十三葉二十七引之

又方

濃煮車前草汁飲之良也外臺卷二十七葉十一至十二　右二方原出文仲云古今錄驗同

血淋方

療血淋不絶雞蘇飲子方

雞蘇一握 竹葉一握切 石膏八分碎 生地黃一升切 蜀葵子四分

末湯成下

右五味以水六升煮取二升去滓和葵子末分溫二服

如人行四五里久進一服外臺卷二十七第十三右方原出廣濟云古今錄驗同

療淋下血二升者方

取苧麻根十枚✓㕮咀本苧作紵以水五升煮取二升一服

血止神驗外臺卷二十七第十四右方原出備急云古今錄驗同

熱淋方

療淋小便數病膀胱中熱滑石散方

滑石二兩 栝樓三兩 石韋二分去毛

右三味擣篩為散，以大麥粥清服方寸匕，日三。外臺卷二十七

葉十六

勞淋方

療石淋、勞淋、熱淋，小便不利，胞中滿急痛，石韋散方

通草二兩　石韋二兩，去毛　王不留行一兩　滑石二兩　甘草炙　當歸各二兩　白朮　瞿麥　芍藥　葵子各三兩

右十味，擣篩為散，先食以麥粥清服方寸匕，日三。忌海藻、菘菜、桃李、雀肉等。補●塞原脱忌至等十字，據聖惠本　外臺卷二十七葉十七

小便難不通方

療熱結小便不通利方

刮滑石屑水和塗少腹及繞陰際乾復塗之

又方

取鹽填滿臍中大作艾炷灸令熱爲度 外臺卷二十七 葉卅二

小便難及不利方

療淋胞痛不得小便滑石散方

滑石 葵子 鍾乳 各一兩 桂心 通草 王不留行 各半兩

右六味擣篩爲散先食訖以酒服方寸匕日三服忌生葱 外臺卷二十七 葉三十五

遺尿小便澁方

牡蠣湯療遺尿小便澁方

牡蠣熬四兩 鹿茸炙四兩 阿膠炙各二兩 桑螵蛸二兩

右四味切以水五升煮取二升分再服

又方

桑耳三分 礬石二分熬汁盡 阿膠二分炙 龍骨三分

右四味為散空心飲服方寸匕日三 ○案心下原脫飲字據照宋本補

中案千金方有服字據單驗方補

服○案照宋本無服字

又方

桑耳二兩 牡蠣三兩熬 礬石二兩熬汁盡

右三味擣篩為散酒服方寸匕日三服 外臺卷二十七葉三十六

遺尿小便澁方

木防己二兩　葵子二兩　防風三兩

右三味，切，以水五升，煮取二升半，分溫三服。作散亦佳。外臺卷二十七，葉三十六。右方亦出千金，云古今錄驗同。

尿血方

療尿血鹿茸散方

鹿茸炙　當歸　乾地黃各二兩　葵子五合

蒲黃五合

右五味，擣篩為散，酒服方寸匕，日三服。忌蕪荑。外臺卷二十七，葉三十七。

療小便血菟絲丸方

菟絲子 蒲黃 乾地黃 白芷 荊實 葵子

敗醬 當歸 茯苓 芎藭各二兩

右十味合擣為末以白蜜和丸如梧子大飲服二丸日三服不知加至五六丸劉洪珉方已効常服忌醋物蕪荑外臺卷二十七葉四十一 右方原出小品云古今錄驗同

轉胞方

療胞轉小便不通亂髮散方

亂髮三斤先去垢燒 滑石半斤 鯉魚齒一兩

右三味擣篩為散以飲方寸匕日三服良

療胞轉不得小便方

真琥珀一兩 葱白十四莖

右二味，以水四升，煮取三升，去葱白，末琥珀，細篩，下湯中，溫服一升，日三服，大利。○案：大利原作佳字，今據延寧本改。

張苗說：士程妻。○案：原脫士程妻三字，今據宋本延寧本補。有客。○案：客原作容，今據宋本延寧本改。忍小便不時起。○案：不時起三字原作今字，今據延寧本改補。胞轉大小便不利，得四五日，困篤欲死，無脉，服此差方。

滑石二兩 亂髮三兩，燒灰

右二味，擣下篩，取生桃白皮一斤，熟舂，以水合絞，得汁二升，以汁服散方寸匕，日三服，即愈。其但淋者，取亂髮三

兩燒灰滑石五兩合擣為散服方寸匕日三服〇案服字本无

又說不得小便者為胞轉或〇案或字本作成為寒熱氣所迫胞

出屈辟不得充張津液不入其中為尿及在胞中尿不屈〻方

當以葱葉除尖頭內入莖孔中吹之初漸〻以極大吹

之令氣入胞中得脹乘〇案得脹乘三字原脫據巡寧本補津液得〇案原脫得字據巡寧本補入便愈也朱郁用此藥療郭虎將十五歲男

困

葵子一升 通草 甘草各二兩炙 石韋一兩半去毛 滑石四兩 榆皮二升

右六味以水一斗煮取三升令服 外臺卷二十七葉三十九至四十

大便難方

麻子人丸療大便難小便利而反不渴者脾約方

麻人二升別為膏 枳實半斤炙 芍藥半斤 大黃一斤 厚朴一尺炙 杏人一升去皮尖熬別為脂

右六味擣篩為末鍊蜜為丸如梧桐子大每服飲下十丸漸增至三十丸日三服 外臺卷二十七葉二十一

療脾胃不和常患大便堅強難方

大黃 芍藥 厚朴各二兩炙 枳實六枚 麻子五合別研

右五味擣篩入麻子蜜和為丸如梧桐子大每服十丸日三服稍稍增之以通利為度可常將之 外臺卷二十七葉二十

右方原出肘後云古今錄驗同

不得大便或十日一月方

葵子二升水四升煮取一升去滓一服不愈重作服

良忌蒜炙肉外臺卷二十七葉二十一右方原出備急云古今錄驗同

大便不通方

療心腹脹滿大便不通方

芍藥六分黄芩五分大黄八分芒硝六分杏人熬去皮尖八分

右五味擣篩為末鍊蜜為丸丸梧桐子大每服十五丸

粥飲下加至二十丸取通利為度外臺卷二十七葉二十三

關格大小便不通方

療關格大小便不通方

以水三升煮盐三合使沸適寒温以竹筒灌下部立

通行也○案通下原脱行字據熙寧本補

療大小便不通方

通草四兩 郁李人三兩 車前子五合 一方一升 黄芩三兩 朴硝四兩

瞿麥三兩

右六味切以水八升煮取二升去滓分三服

又方

取生土瓜根擣取汁以水解之於筒中吹内下部即

通秘方補○案原缺秘方二字據熙寧本 外臺卷二十七葉二十八

古今錄驗卷二十七

諸黃方

諸黃猪膏髮煎主之方

猪膏八兩 亂髮大如雞子一枚

右二味內髮膏中煎之髮消盡研絞去膏細滓分二服

病從小便去也 外臺卷四葉十五 ○原出仲景傷寒論云古今錄驗同

黃疸方

黃疸麻黃醇酒湯主之方

麻黃一大把去節

右一味美清酒五升煮取二升半去滓頓服盡古今方

云傷寒熱出表發黄疸宜汗之則愈冬月用酒春宜用水煮之良外臺卷四葉二十○右方原出傷寒論云古今錄驗同

療黄疸百藥不差者方

、驢頭一枚煮熟以薑虀啗之并隨多少飲汁外臺卷四葉二十一○右方原出集驗云古今錄驗同

療黄疸身目皆黄皮膚麴塵出三物茵蔯蒿湯方

茵蔯蒿一把　梔子二十四枚擘○案原缺擘字據熙寧本補　石膏一斤完者○案原缺完者二字今據熙寧本改

右三味以水八升煮取二升半去滓以猛火燒石膏令正赤投湯中沸定取清汁適寒溫服一升自覆令汗出

周身遍以温粉粉之則愈若不汗更服一升汗出乃愈也外臺卷四葉二十三○右方原出小品云古今錄驗同

療黄疸者通身並黄茵陳湯方

茵陳四兩 柴胡四兩 升麻三兩 龍膽草二兩 黄芩 大黄各三兩

右六味切以水九升煮取三升分三服若身体羸去大黄加梔子人五六兩生地黄切一升外臺卷四葉二十四○右方原出删繁云古今錄驗同

凡人無故忽然振寒便發黄皮膚黄麴塵出小便赤少大便時閉氣力無異食飲不妨已服諸湯餘热不除久黄者苦參散方

苦參一兩 黃連一兩 葶藶子熬 瓜蔕 黃芩 黃蘗 大黃各一兩

右七味擣爲散飲服方寸匕當大吐者日一服不吐日二亦得下服藥五日知可消息不知更服忌猪肉冷水外臺卷四葉二十四〇右方原出千金翼方云古今錄驗同

黃汗方

師曰黃汗爲病身體腫發熱汗出而渴狀如風水汗沾衣者〇案原缺者字今據脈經本補色正黃如蘗汁脉自沉也問曰從何得之師曰以汗出水入汗孔水從外入而得之宜黃耆芍藥桂心酒湯主之方

黃耆五兩 芍藥三兩 桂心三兩

右三味切以苦酒一升水七升和煮取三升去滓溫服一升正當心煩也至六七日稍稍自除其心煩不止者以苦酒阻○案阻熙寧本作咀故也原注阻一作咀○案熙寧本注作咀一作阻 一方用美清醯○案醯原作䤈今據熙寧本改代酒忌生葱

凡黃汗之病兩脛自冷假令發熱此屬歷節食已則汗出又身常夜臥盜汗出者此勞氣也若汗出即發熱者久久身必甲錯也發熱不止者必生惡瘡也若身重汗出已輒輕者久久必身瞤瞤則胸中痛又從腰以上必汗出下無汗腰寬○案寬原作髖今據熙寧本改弛病如蟲在皮中狀劇者不能食

身疼重煩躁小便不利者名曰黃汗桂枝湯加黃耆五兩主之方

桂心三兩 芍藥三兩 甘草二兩炙○案原作三兩據巫寧本改 生薑三兩 大棗十二枚擘○案原缺擘字今據巫寧本補 黃耆五兩去皮○案原缺去皮二字今據巫寧本補

右六味切以水八升微火煎取三升去滓溫服一升覆取微汗須臾間不汗者食稀熱粥一升餘以助湯力若不汗者更服湯也忌海藻菘菜生葱外臺卷四葉二十八○右二方並出傷寒論云古今录驗同

酒疸

療酒癖反飲勞疸散方

芫花　椒目各等分

右二味擣下篩為散平旦服一錢匕老少半服之藥攻兩脅則下便愈間一日復服使小減如前又〇案興寧本又作人與之使盡根源外臺卷四葉三十三上

肉疸飲少小便多白如泔色得之從酒凝水石散方

凝水石五分　白石脂五分　栝樓五分　菟絲子三分酒漬　知母三分　桂心三分

右六味擣篩麥粥服五分匕日三服五日知忌生葱外臺卷四葉三十三〇右方原出千金方云古今錄驗同

雜黃疸方

九疸秦王散方

胃疸食多喜飲梔子人主之

心疸煩心〻中熱葛根主之

腎疸其人唇乾葶藶子主之

脾疸溺赤出少心〻〇案熈寧本無心字惕〻若恐栝樓主之

肺疸飲少小便多秦椒汗瓜蒂主之一云膏疸

舌疸渴而數便石鍾乳主之

肉疸其人小便白疑水石主之研入〇案原缺研入二字據熈寧本補

髓疸目脏深多嗜卧牡蠣澤瀉主之

肝疸胃热飲多水激肝白术主之

右十一味名秦王散各等分隨病所在加二分擣合下篩飲服五分匕日三稍加可（○案可字原缺據㬋本補）至方寸匕

忌桃李雀肉等

膏癉飲少小便多秦椒散方

秦椒一分　瓜蒂二分

右二味擣下篩水服方寸匕日三服（外臺卷四葉三十七至三十八）

濕疸之為病始得之一身盡疼發熱面色黃黑七八日後壯熱熱在裏有血當下之去如㹠肝狀其小腹滿者急下之亦一身盡黃目黃腹滿小便不利礬石散方

礬石五兩　滑石五兩

右十味為散大麥粥汁服方寸匕日三服當先食服便利如血者當汗出差外臺卷四葉三十七○右方原出千金云古今録驗同

氣噎方

羚羊角湯療噎氣不通不得下食方

羚羊角二兩 厚朴炙 吴茱萸 乾薑各三兩 通草 橘皮各二兩 烏頭十五枚炮

右七味切以水九升煮取三升分三服日三忌猪肉冷水外臺卷八葉四十四

療氣噎煎方

蜜 酥 薑汁各一升

右三味合和微火煎五六大沸取以大棗二枚内酒中飲之直抄服之亦好

通氣噎湯方

半夏洗三兩 桂心三兩 生薑八兩 羚羊角三兩

右四味切以水八㪺煑取三㪺分服半㪺日再服忌羊肉生葱餳 外臺卷八葉四十三至四十四 右二方原出集驗云古今錄驗同 ○

諸噎方

療噎方

蘆根三斤

右一味切以水一斗煑取四㪺分四服 外臺卷八葉四十七

乾薑湯主噎方

乾薑四兩 半夏洗一升 石膏碎四兩 小麥一升完用 吳茱萸一升

赤小豆二十顆 大棗二十一顆 人參 甘草 桔樓 桂心

各二兩

右十一味切以酒二升水八升煮取三升分三服忌猪

羊肉海藻菘菜餳生葱等 必効方不用乾薑用生薑名半夏湯有桔梗無桔樓 外

臺卷八葉四十六據必効方輯

五噎方

五噎丸療胸中久寒嘔逆逆氣隔飲食不下結氣不消氣

心悸上下不通噫噦不

噎憂噎勞噎食噎思噎氣噎者天陰苦厥逆心下悸動徹

胸脅苦痛憂噎者天陰苦厥逆心下悸動手足逆冷勞噎者苦氣隔脅下支滿胸中填塞令手足逆冷不能自溫食噎者食無多少唯胸中苦塞常痛不得喘息思噎者心悸動喜忘目視䀮䀮此皆憂恚嗔怒寒氣上入〔案又原作逆據熙寧本改〕胸脅所致療之方

乾薑 蜀椒汗 食茱萸 人參 桂心各五分 細辛

白朮 茯苓 附子炮各四分 橘皮六分

右十味擣篩以蜜和為丸如梧子酒服三丸日再不知漸增忌桃李雀肉大酢豬肉冷水生葱生菜酢物外臺卷八葉四十八至四十九

腰痛方

寄生湯療腰痛方

桑寄生四兩　附子三兩　獨活四兩　狗脊黑者五兩　桂心四兩　杜仲五兩　芎藭一兩　甘草炙二兩　芍藥三兩　石斛三兩　牛膝三兩　白朮三兩　人參二兩

右十三味切，以水一斗煮取三升，分三服。忌海藻菘菜生葱豬肉冷水桃李雀肉等

玄參湯療腰痛方

玄參三兩　人參三兩　杜仲四兩　芍藥四兩　桂心一兩　生薑二兩　乾地黃三兩　白朮三兩　通草三兩　當歸三兩　寄生四兩　芎藭四兩　防風二兩

丹皮一兩本作牡丹 口集宋 獨活二兩

右十五味㕮咀以水一斗二升煮取三升日三夜一服

忌生葱桃李雀肉胡荽蕪荑等

杜仲獨活湯療腰痛方

獨活四兩 生薑六兩切 麻黃二兩 桂心三兩 芍藥三兩 甘草三兩 葛根三兩 栝樓子二兩 防風二兩 杜仲四兩 附子一炮 一兩 杏人二兩去皮尖碎

乾地黃三兩

右十三味以水八升清酒二升煮取三升分三服忌生葱菘菜海藻豬肉冷水 外臺卷十七第十八至十九 按右三方各出第十七卷中

附著腰痛方

腎著之為病其人身體重從腰以下冷如坐水中形如水
不渴小便自利食飲如故是其證也從作勞汗出衣裹冷
溼久之故得也腰以下冷痛腹重如帶五千錢甘草湯方

甘草二兩炙 乾薑三兩炮 白朮四兩 茯苓四兩

右四味切以水五升煮取三升分服一升日三腰中即
溫忌海藻菘菜桃李雀肉酢物 外臺卷十七葉二十至二十一 千金名腎著湯

腎虛腰痛方

療腰痛皆猶腎氣虛弱臥冷溼地當風所得不時差久久
流入腳膝冷痹疼弱重滯或偏枯腰腳疼攣手腳重痛獨活
續斷湯方

獨活三兩〇案原作二兩據宋本興寧本改 續斷二兩 杜仲二兩 桂心二兩 防風二兩 芎藭三兩 牛膝二兩 細辛二兩 秦艽三兩 茯苓二兩〇案原作三兩據宋本興寧本改 人參二兩 當歸二兩 芍藥二兩 乾地黃三兩 甘草三兩炙

右十五味，切，以水一斗，煮取三升，分三服，温將息，勿取冷，宜用蒴藋葉火燎，厚安牀上，及熱臥上，冷即易之。冬月取根，搗用，事須熱之。忌蕪荑、生葱、生菜、海藻、菘菜、酢物。

療男子患腰腎疼痛，髀膝有風冷，耳鳴，食飲無味，并有冷氣方

地乾黄四兩 茯苓三兩 白术二兩 澤瀉三兩 山茱萸三兩 茯苓二兩

五味子三兩 桂心二兩 石斛二兩 巴戟天二兩 防風二兩 人參二兩

磁石二兩研

右十三味〇案熙寧本作物 擣篩蜜丸如梧子酒下二十丸至

三十丸日再 忌桃李雀肉生葱酢物蕪荑 外臺卷十七葉二十二至

二十三〇案右二方原未載出何卷數

腎氣不足方

瀉腎湯療腎氣不足方

芒消二兩 礬石二兩熬汁盡 大豆一升

右三味以水三升煮取一升二合去滓分再服當快下 外臺卷十七葉四十一

文仲魚哽方大效

古今録驗卷二十九

哽

療魚哽骨横喉中六七日不出方

取鯉魚鱗皮合燒作屑以水服之則出也未出更服之取出爲度外臺卷八叢五十四

療哽方

服瞿麥末方寸匕

又方

吞猪膏如雞子大不差更吞差止

療諸哽方

此文大而

作竹篾刮令滑綿纏內咽中令至哽處可進退引之
哽即出

療諸哽方

鸕鷀屎末服方寸匕 外臺卷八葉五十二至五十三 右方原出千金云古今錄驗同

療食諸魚骨哽方

小嚼薤白令柔以繩繫中央持繩一端吞薤到哽處
引哽當隨出 外臺卷八葉五十三 右方原出張文仲云古今錄驗同

雜誤吞物方

療誤吞銀鐶及釵者方

取飴糖一斤一頓漸漸食盡多食之鐶及釵便出

又方

取水銀一兩分服之，叙使下去也，亦可以胡粉一兩擣調之，再分服，食銀令如泥也。若吞金銀物在腹中，皆服之，令消烊出也。○趙寧本也作之

療誤吞鍼方

取真○趙寧本真作精吸鐵磁石末，酒白飲服一方寸匕，解曰磁石特能吸取鐵，難[illegible]云今吞鐵哽在喉中，而服磁石末入腹，耶若含磁石口中者，或吸鍼○趙寧本鍼作鐵出耳。二理詳取其義為外臺卷八葉五十六

喉痺方

雞子湯療喉痺方

半夏末方寸匕 ○案巡寧本无末字

右一味，開雞子頭，去中黃白，盛淳苦酒，令小滿，內半夏末著中，攪令和，雞子著刀子鐶，令穩炭上，令沸，藥成置杯中，及煖稍咽之，但腫即減。忌羊肉、餳。大觀本草卷十葉引之文稍異

療喉痺塞射干丸方

射干二兩 豉三合 芎藭 杏人去尖皮，各一兩 犀角一兩，屑 升麻二兩

甘草一兩，炙

右七味，擣下篩，蜜和丸，含之，稍稍咽津，日五六。忌海藻、菘菜。

射干湯療喉痺閉不通利而痛不得飲食者若閉喉并諸
疾方
當歸二兩 升麻一兩 白芷三兩 射干 甘草炙 犀角屑 杏人去尖皮各一兩
右七味切以水八升煮取一升半分服神良忌海藻菘
菜外臺卷二十三葉●十七
咽喉生瘡方
升麻湯療咽喉生瘡方
甘草一兩炙 升麻 石膏碎綿裹○案原缺綿裹二字據熙寧本補 牡丹
皮各一兩

右四味切以水七升煮取三升一服七合日三忌海藻菘菜外臺卷二十三葉二十一

羚羊角豉湯療喉痛腫結毒氣衝心胸方

豉一升半綿裹○綿裹二字原脫據醫寧本補　羚羊角一兩屑○一羚羊角屑一兩醫寧本作二　芍藥三兩　升麻四兩　杏人一兩去尖皮　梔子七枚　甘草炙一兩

右八味切以水七升煮取一升半去滓分三服忌海藻菘菜

五香湯療諸惡氣喉腫結核方

沈香二兩　薰陸香一兩　麝香二分研　青木香二兩　雞舌香二兩

湯成下

右五味以水五升煮取一升半去滓分三服外臺卷廿七葉廿一

古今録驗卷三十

胡臭方

療胡臭青羊脂粉方

胡粉 銅青等分

右二味先以鹽湯洗兩腋下及著藥且淋洗又以青羊脂和傅數日差

錢汁傅方

錢二七文

右以礦石磨令平以夾腋下神良外臺卷三十三[redacted]業五十五

痔

療五痔散，主酒客勞及損傷，瘻下部中傍孔起居血縱橫出及肉。○朱及肉二字原脫，據熙寧本補方

蓁蘆　大黃　黃連各半兩　練木子十四枚　桃人十四枚去皮

巴豆四枚去皮心　草麻君十四枚　狗蝉一

右七味，㕮咀，以猪肪一升，煎三沸，下，去滓，傅贅肉上，日三，外著此膏，内服紫參丸，常并行。外臺卷二十六葉二至三　右方原出小品，云古今錄驗同

療三十年痔，肛出下血如雞肝，此腸痔；肛邊生瘡，橫肛中，此牡痔；肛邊生乳，此牝痔。○牝痔熙寧本作牡痔　皆飽勞氣所生方

大黃如金色者十兩　滑石七兩研碎　芒硝三兩　桑白皮二兩　棗三十枚擘

黄芩五两 杏人二两研

右七味切以酒一斗二升煮取二升尽服之当下以

大胃羹补之○案原脱以至大六字据医宗本补

疗十年痔如鼠乳脓出便作血劘白敛散方

赤小豆四分 黄耆三分 芍药二分 白敛二分 黄芩三分 桂心三分 蜀

附子炮○案○原脱蜀附子字据医宗本补 牡厉各二分熬

右八味捣筛为散酒若泔汁服方寸匕日三服忌猪肉

生葱○案原脱忌至葱五字据医宗本补 外台卷二十六叶六至七

疗患肠痔每大便常有血方

以蒲黄水服方寸匕日三差 外台卷二十六叶七 右方系出肘后 云古今录验同

療腸痔方

以槐木上耳擣末飲服方寸匕日三 外臺卷二十六葉八 右方原出文仲

療痔猬皮丸方 ○案猬原作蝟據照寧本改下同

槐子三兩 附子炮二兩 當歸二兩 連翹二兩 乾地黃五兩 乾薑二兩

礬石二兩燒令汁盡 續斷 黃耆各一兩 猬皮一具細切熬令焦

右十味擣篩蜜丸飲服十五丸如梧子日再加至三十丸亦可 ○案照寧本元可字 主瘻常用大驗 忌豬肉冷水 ○案忌至水五字原脫據宋本照寧本補 外臺卷二十六葉十至十一 右方亦出集驗

療痔神方

以七月七日多採槐子熟擣汲取汁重綿絞內銅器

中盛庭中高门上暴之二十日以上煎成取如鼠當矣

大内穀道中日三亦主瘻及百種瘡 外臺卷二十六葉十一右方原出千金

又方出腸入

鯉魚腸三具以火炙令香

右一味以綿裹内下部中一食頃蟲當出魚腸數數易

之尽數枚當差一方云坐上蟲出 外臺卷二十六葉十一右二方原出千金

療痔黄耆丸方 是直殿中省散騎常侍郎甄立言處

黄耆 青葙子○案葙原作箱據熙寧本改 漏蘆 鼈甲炙 狼

牙各五分 黄蘗 犀角屑各八分 斑猫去足翅熬 蝟皮炙各四分 白礬

十分燒令汁盡 芫青去足翅熬 地膽去足翅熬 蜈蚣炙各十枚 猪懸蹄甲炙七枚

右十四味擣篩為散蜜和丸丸如梧子大空腹以飲服二丸日二增之以知為度忌一切油膩人莧。案原脫人字據延寧本宋本

補菜

又方

掘地深一尺圓徑四寸炭火燒令赤去火以薄魚案。原作魚簿據宋本延寧本改著口上取莨菪子一合內坑中燒煙出痔人坐上以被擁當汗出密室內作之以煙盡更著一合莨菪子熏避風以發汗法則差

療諸痔及下血不止轉虛羸者服之無不效方

黃耆原州者。案原州者三字原脫據宋本延寧本補　枳實商州者。案商州者三（各二大兩半細剉熬令黃）

字原脱據宋本熙寧本補 黃礬石一大兩炭火燒經一復時仍數翻轉令勻著火冷訖細羅去沙滓○案一復時原作一伏時據熙寧本改沙滓原作沙淨據宋本熙寧本改

右三味先擣黃耆枳實篩訖然後○案熙寧本无後字和礬石更擣勻蜜和丸空腹以酒下二十丸加至三十丸日再服

忌蕎麵豬

療痔方

鯉魚腸可半斤

右一味擣之令淨仍新鮮取一方板可闊二尺以來厚二寸當中鑿孔深一寸半圓扣擣盡口大布魚腸于其內以好麝香碎末摻○案摻原作滲據熙寧本改魚腸取匣壇○案壇原作毡

據幽寧本改二三重當心開孔可板孔大小鋪坐以被擁之數進食可至兩炊久覺下部痛者即是蟲出也時且更坐良久取魚腸細擇之恐蟲入於腸中蟲可長一二寸許細者如圖絲斑□原作班據幽寧本改作五色無出不過十餘枚不勤□案勤原作問據幽寧本改度數蟲盡則止外臺卷二十六葉十三葉至十五右四方原未注出處

療痔神方

鯉魚腸三具以火炙令香

右一味以綿裹內下部中一食頃蟲當出魚腸數易之盡數枚當差一方云坐上蟲出外臺卷二十六葉十一右方原出千金

云古今录验同又案此方后之一方云生上虫出
当即上方则甄氏书或有此二方或孙氏仅引一
方云与
甄氏方同

九虫方

贯众丸主疗九虫动作诸病方

贯众熬 石蚕熬五分 狼牙四分 雚芦二分 蜀漆六分炙 僵蚕熬三分 雷丸
据宋本补熙宁本缺
六分 芜荑四分 厚朴三分 槟榔六分
右十味捣筛蜜和为〇原脱和为二字据熙宁本补 二丸空心煖浆水
服三十丸日三不知稍稍加之白虫用榧子汤服 外台卷二
十六叶三十六 右方原出
集验云古今录验同

原作藿芦

蛔蟲方

治蚘蟲攻心臍如刺口吐清水雞子一枚開頭去黄以好漆內殼中合和仰頭吞之蟲出大觀本草卷十一

丁腫方

療丁腫方出徐王

大黄 秦艽 藜蘆 石硫黄研 硇砂各一兩研○案硇原作磠據醫寧本改

右五味擣篩為散以刀子頭取和冷水量瘡大小封之若腫大悶可作五香湯服之并取麪和塗腫上乾即易之以消可休○案以至休四字原脫據醫寧本補 一方無大黄封之須刺

四面麪糊紙貼勿令乾數著也○白一方至也止原双行小注混与上校語小注混故改大書

又方

白馬齒 亂髪 髑髏各一 枸杞白皮各三

右四味燒作灰以酒和服方寸匕不差至二匕

又方

曲頭棘刺四百枚 橘皮三兩

右二味以水三升煮取半升服四合一合○原服四合二字據○日甲照寫本補塗

腫上○得○案此下原有亦得二字據得照寫本删

又方

取砥石擣為粉醶酢○案醶原作醋，據延寧本改。和封之立拔根出

又方

五月五日取壯狗矢燒作灰敷瘡數易之

又方

巴豆二七枚去皮半夏二七枚擣末以飴和之以針刺瘡四邊令徹到底○案令至底四字原脫，據延寧本補。即以藥塗之立拔出以澤瀉末塡瘡孔便差忌羊肉餳等物侍郎崔世謨送○案忌至物七字原脫，據延寧本補。

又方

蛇脫皮燒灰四分 露蜂房灰一分 小兒十歲以上未塗油髮

灰一分○案原脫小至油九字據聖惠本補

右三味並用五月五日採燥之相和以新瓦碗內燒灰

白飲服棗許大令汗出未汗更服以汗爲度即不經日

云○案原脫即至云字據聖惠本補七日不得食鹽酒肉五辛房室

生冷酢○案原作醋據聖惠本改滑等不得令食豬肉雞肉食者雖差

虵皮不得帶赤色有毒純白者上此高獺叔法那長史傳之

又方高僕射送○案原脫高至送四字據聖惠本補

亂髮急縛一雞子許○案原脫急縛二字據聖惠本補緋帛方三寸○案原脫方字據聖惠本補

曲頭棘刺七七枚枝白腐者東蒼耳三七枚○案枚原作枝據聖惠本改

右四味合燒作灰研成散每以水半盞許服方寸匕日二三差止慎風熱餘忌同前麼有犯觸加鹿角一方寸鱉甲三方寸蜂房三寸三物等分燒灰為散若有犯者依前方服之甚効 外臺卷三十葉二十一至二十三

療犯丁腫方 晋熈公上○案此四字原在方後死字下今據熈寧本移此

枸杞白皮末一方寸匕○案原脱末字據熈寧本補 麥七粒燒灰 麻子七粒燒灰 緋帛燒灰一方寸 勾頭棘子二七枚燒灰 亂髮灰半匕

半夏一七枚大小如羊糞者熬令黃

右七味藥不問冬夏悉須温酒和服多少任人性能準則令有酒色○案原脱能至色七字據熈寧本補 此方無所忌不宜犯麻

子多致死 外臺卷三十葉二十三

赤丹癮疹方

赤癮疹〇案癮疹熙寧本作胗者由冷〇案冷原作令濕據熙寧本改折於肌中甚即為熱熱成赤癮疹也得天熱則劇取冷則減療之方

取生蛇銜草擣極爛以塗之最驗

白癮疹者由風氣折於肌中之熱熱與風相搏遂為白癮疹也得天陰雨冷則劇出風中亦劇得晴暖則減著衣身暖亦差療之方

水煮枳實拭之佳又擣末熬之青布裹熨之 外臺卷三十葉三十九

八瘕方

素女經論婦人八瘕積聚無子斷絕不產〇案原作主今據巢本改有子受胎養法并曾傷落依月服藥法及陰閉生息肉陰痒生瘡陰痒𧏾瘡帶下陰子藏不正陰門挺出陰腫陰隱疾方

黃帝問於素女曰吾聞天下婦人產乳有子而病者未曾生子而病者又產乳後而中絕不復產者何也諸病作生而令婦人腹中有積聚胸脅腰背纏痛久而生八瘕之聚病深可畏不在腸胃療之或者〇原脱者字據巢本補已復作〇案巢本无作字其狀寧可得聞之乎對曰婦人之病皆由於月病

生產所致又從胞胎所起其病不同鍼灸食藥不得其方

也。

黃帝曰安心其要易聞之為寶受之良久詳思念其事曰

善哉療將奈何素女曰誠為主說婦人胞胎之數皆在陰

稟萬物皆從生淵深血脈精氣所從行謂為陰々主開閉

左為胞門右為子戶主定月水生子之道胞門主○案主原作生

攝迎實於子精々神氣所出入合於中黃門玉門四邊主

持關元○案迎字本脫本无元字禁閉子精臍下三寸名曰關元主藏魂

魄婦人之胞三焦之府常所從上然婦人經脈俞絡合調

則月水如時來至故能生子而無病婦人禁榮衛經絡斷

絶不通其人思惟邪氣便得往來入合於子藏若生後○案熙寧本无後字惡露未已合陰陽即令婦人經脈攣急令人少腹裏急支滿胸脇腰背相引痛苦四肢酸削飲食不調結牢惡血不除月水不如時或在前或在後乍久不止因生積聚如懷胎狀邪氣盛甚令人恍惚多夢寒熱四肢不欲時動陰中生氣腫內生風甚者小便不利苦痛如淋狀面目黃黑歲月病即不復生子黃帝曰吾保所憂也療之柰何可得愈病令人有子頗拜受非其人不敢妄傳○案妄熙寧本作佞何以神良耳素女曰令詳而圖

一曰黃瘕黃瘕者婦人月水始下若新傷墮血氣未止臥

寢未定五藏六腑虛贏精神不定因向大風便利陰陽開
閉閡節四遠中於風濕氣從下上入於陰中稽留不去名
爲陰虛則生黃瘕之聚令人病苦四肢寒熱身重淋露臥
不欲食左脅下有氣結牢不可得抑苦病腰背相引痛月
水不利則善令人不產少腹急下引陰中如刺不得小便
或時寒熱下赤黃汁病苦如此令人無子療當刺關元氣
衝行以毒藥有法療治○案此節本无治字瘕當下即愈矣
皂莢一兩去皮子炙　蜀椒一兩汗　細辛一兩六分
右三味搗散以三角囊大如指長二寸貯之取內陰中
悶則出之已則復內之惡血畢出乃洗以溫湯三日勿

近男子忌生菜等

二曰青瘕青瘕者婦人新生未滿十日起行下○案原脫下字據巡寧本補 以湯浣洗太蚤陰陽虛玉門四邊皆解散子户未安定骨肉皆痛手臂不舉飲食未復內藏吸吸又○案又巡寧本作久當風臥不自隱障○障上巡寧本有爲字 若居濕地及濕席令人苦寒洒洒入腹中心腹煩悶沈淖惡血不除結熱不得散則生青瘕之聚在左右脅下藏於背膂上與肩甲腰下攣急兩足之腹下有氣起喜唾不可多食四肢不欲動搖恍惚善夢手足腫面目黃大小便難其候月水不通利或不復禁狀如崩中此自過所致令人少子療之當刺胃管行以毒

藥有法瘕當下即愈矣

療青瘕導藥方

戎鹽一升　皂莢半兩，去皮子，炙　細辛一兩六銖

右三味搗散，以三角囊大如指，長三寸，貯之，内陰中，但臥，瘕當下青如葵汁，養之如產法。

三曰燥瘕。燥瘕者，婦人月水下惡血未盡，其人虛憊，而以夏月熱行疾步，若舉重移輕，汗出交流，氣力未平，而卒以恚怒，致腹中猥咽不泄，經脈攣急，内結不舒，煩滿少力，氣上達膈○案：膈原作陽，據顯學本改。中背膂，少腹壅急，月水與氣俱不通利，而反以飲清○案：清下原有水字，據顯學本刪。快心，月水橫流，溢入

他藏不去有热則生燥瘕之聚大如半杯上下腹中苦痛在兩脅下上引心而煩害飲食，欲嘔吐胸及腹中不得太息腰背重喜臥盗汗足酸削久立而痛小便失時忽然自出若失精月水閉塞大便澀難有此病者令人少子療之以長鍼按而刺之法度行以毒藥瘕當下即愈矣

又療燥瘕方

大黄如雞子許 乾薑二兩 雞膍胵中黄膜一枚炙 黄連二兩 桂心一尺 䗪蟲三枚熬 厚朴十銖炙 郁李人一兩去皮尖熬

右八味擣散早朝空腹以溫酒一盞和三錢匕頓服瘕當下，畢養之如産婦法三月無子者當有子 ○ 熙寧本无子

時

字三日句合陰陽

四曰血瘕。血瘕者，婦人月水新下未滿日數而中止，因飲食過度，五穀氣盛，溢入他藏，若大飢○案原作肌，據巢源本改寒，吸吸不足，呼吸未調，而自勞動，血下走腸胃之間，流落不去，內有寒熱，與月水合會，則生血瘕之聚，令人腰痛，不可以俛仰，橫脅下有積氣，牢如石，少腹裏○案原作裹，據巢源本改急苦痛，背膂疼，腰股下痛，陰裏若生風冷，子門擗，月水不得乍來乍去，有此病者，令人無子，療之，瘕當下，即愈矣。方闕○案外臺此下引古今錄驗治血瘕方，似可補其闕，今附於下，或為本書舊第

療婦人血瘕攻刺腹脅時痛導藥方

大黃 當歸各半兩 山茱萸一兩 皂莢一兩去皮子炙 細辛 戎

塩各六銖 ○案原作二六銖據幽寧本改

右六味擣以香脂丸如指大每以綿裹內陰中正坐良

久瘕當下養如乳婦之法

五曰脂瘕脂瘕者婦人月水新下 ○案幽寧本无下字 若生未滿三

十日其人未復以合陰陽絡脈分胞门傷子戶失禁關節

散五藏六腑津液流行陰陽閶動百脈關樞四解外不見

道

其形子精與血氣相遇犯禁子精化不足成子則生脂瘕

之聚令人支滿裹急 ○案裹急原作裏急據幽寧本改 痛痹引少腹重腰

背如刺四肢不舉飲食不甘臥不安席左右走腹中切痛

時差時甚或時少氣頭眩身體痛解苦沉惡風膀胱脹月
水作来作去不以常度大小便血不止有此病者令人無
子療之當刺以長鍼行以畫藥瘕當下即愈矣
療脂瘕方
皂莢十八銖去皮炙 礬石六銖燒 五味子 蜀椒汗 細辛 乾
薑各半兩
右六味擣散以香脂和如大豆著男子陰頭以合陰陽
不三行其瘕乃愈
療婦人絶不復生及未曾生皆以脂瘕腹中有塊以湯煎
自下尚不受子藁散方

皂莢炙去子皮 吴茱萸 當歸各一兩 蜀椒汗各二兩 細辛熬

礬石燒 五味子各三分 大黄 戎鹽各二兩 乾薑二兩

右十味擣散以輕絹袋如指大長三寸盛藥令滿内陰中坐卧隨意勿行走小便時去之別換新者

六曰狐瘕狐瘕者婦人月水當下數來而反悲哀自恐若以遠行逢暴風疾雨雷電驚恐被濕沈〇字原脫沈字據亭本補罷音疲倦少氣心中恍惚未定四肢懈墮振寒若寤寐脈氣絶精神遊亡邪氣入於陰裏不去則生狐瘕之聚食人子藏令人月水閉不通少腹瘀滞胸脅腰背痛陰中腫小便難胞門子户不受男精五藏氣盛令人嗜食欲嘔喜唾多所

思如有身狀四肢不擧有此病者終身無子其瘕有手足
卒成形者殺人未者可療以長鍼急持刺之行以毒藥有
法瘕 下即愈矣

療狐瘕方

取新死鼠一枚裹以新絮塗以黃土穿地坎足沒鼠
形置其中桑薪灼其上一日一夜出之去絮內桂心
末六銖酒服二方寸匕病當下甚者不過再服差止

七曰蛇瘕蛇瘕者婦人月水已下新止適閉未復胞門子
戶勞動陰陽未平榮衛分行若其中風暴病羸劣飲食未
調若起行當風及度泥塗因衝寒大旱若坐濕地名曰陰陽

陽亂腹中塵若遠行道路伏飲污井之水不潔之食通吞蛇鼠之精流落不去則生蛇瘕之聚上食人之肝心若病長大條〻在臍下上還絞左右脅不得吐氣兩股脛閉苦疼少腹多熱小便赤黄膀胱引陰中攣急腰背（○攣背原本作迴攣）目俱痛雖以動作喜發六〻熱月水或多或少有此病者不復生子其瘕手足成形者殺人未者可治之療有法度行以毒藥瘕當下即愈矣

療蛇瘕方

大黄　黄芩　芒硝（各半兩）　甘草（大如指尺炙）　烏賊魚骨（二枚）

皂莢（六枚去皮子尖）

右六味擣以水六升煮之三沸下絞去滓下硝適寒温

服之十日一劑空腹服之當下

八曰鼈瘕鼈瘕者婦人月水新至其人劇作罷癃勞汗出

衣服潤濕不以時去之若當風睡足踐濕地恍惚覺悟蹠

立未能顏色未平復見所好心〇遲寧本无心字為闲蕩魂魄感

動五內脫消若入水浣洗沐浴不以時出而神不守水氣

與邪氣俱入至三焦之中又募出入玉〇案玉遲寧本作或門先閉

如

津液妄行留落不去則生鼈瘕之聚大如小柸令人少腹

內切痛惡氣左右走上下腹中苦痛若存若亡持之躍手

下引陰裏腰背亦痛不可以息月水不通面目黃黑脫聲

少氣有此病者令人絕子其瘕有手足成形者殺人未者可治之療有法度以長鍼按（案：熙亭本作按）療之行以毒藥瘕當下即愈矣

療鱉瘕方

大黃六分 乾薑 側子各半兩（案：原作各半分，今據熙亭本改） 附子 人參各九銖 䗪蟲一寸七枚熬 桂心一兩六銖 細辛 土瓜各十八銖 白朮一兩

右十味擣散以酒服方寸匕日三以上八般瘕疾（外臺卷三十四葉三十九至四十六）

古今録驗卷三十四

墜落車馬方

療忽落馬墮車及墜屋坑崖○案崖疑宋本作岸腕傷身體頭面四肢内外切痛煩躁叫喚不得卧方

急覓鼠矢無問多少燒擣末以猪膏和塗封痛處急裹之仍取好大黄如雞子大以亂髮裹上如鴨子大以人所裁白越布衫領巾間餘布以裹髮外乃令火燒烟斷擣末屑薄以酒服日再三無越布餘布可強用常當預備此物為要外臺卷二十九第六右方原出肘後云古今録驗同

折骨方

療凡脫折〻骨諸瘡腫者慎不可當風卧濕及多自扇若中風則發痓口噤殺人若已中此覺頸項強身中急束者急服此方

竹瀝飲三二升若口已噤者可以物拗開內之令下禁冷飲食及飲酒竹瀝卒燒難得多可合束十許枚併燒中央兩頭承其汁投之可活外臺卷二十九葉八右方原出肘後云古今錄驗同

筋骨俱傷方

療腕折四肢骨破碎及筋傷蹉跌方〇案跌原作趺今以意改

爛擣生地黃熬之以裹折傷處以竹簡編〇案簡原作片簡下

並脫編字今據熙寧本改補夾裹之令遍病上急縛○案縛原作縳據熙寧本段勿令轉動一日可十度○案原脫度字據熙寧本補易三日即差外臺卷二十九葉九原出肘後云古今錄驗同右方

療四肢骨碎及傷筋蹉跌方

生地黃多少熟擣熬以裹傷骨處頻易

又方

豉三升以水七升漬之絞去滓取汁飲止煩悶外臺卷二十九葉十右二方原出肘後云古今錄驗同

折踠瘀血方

療折踠○案踠於作腕據熙寧本改瘀血方

瘀

蒲黃一升 當歸二兩

右二味擣散酒服方寸匕日三先食服之 外臺卷二十九葉十一

被打有瘀血方

若久宿血在諸骨節及脅肋外不去者方

牡丹 䗪蟲去足熬 等分

右二味擣末以酒服方寸匕血化成水忌胡荽○案原脫忌胡荽三字據正宗本補 外臺卷二十九葉十三 右方原備急云古今錄驗同

金瘡續筋骨方

瘡金瘡○案瘡原作瘀今以意改中筋骨續斷散方

續斷五兩 乾地黃 蛇銜 地楡 杜蘅各四兩 乾薑

蜀椒汗 细辛 桂心各一两 當歸 芎藭 蓯蓉 芍

藥各三两 人參 甘草炙 附子炮去皮各二两

右十六味擣為散以酒飲和服方寸匕日三服忌海藻

菘菜生菜生葱猪肉冷水 一方無杜蘅有杜蠣○案杜蠣疑牡蠣之誤 外臺卷二十九葉二十

金瘡止痛方

療金瘡止痛牡蠣散方

牡蠣二分熬 石膏一分

右二味下篩以粉瘡痛即止 外臺卷二十九葉二十一

金瘡生肌方

甘草炙一斤 黄蘗八兩 當歸四兩

右三味擣末以封瘡上日再 外臺卷二十九葉二十二

金瘡去血多虛竭内補方

瘡金瘡去血多虛竭内補方

蜀椒三分汗去目并口合者〇集原脱汗至者七字據醫心方本補 乾薑二分仁井從外臺

甘草炙 芍藥 當歸 芎藭 桂心 黄芩 人參

黄耆 厚朴炙 吳茱萸 桑白皮各二兩

右十四味擣散以酒服方寸匕日三 一方有白及無桑白皮 外臺卷二十九葉二十二

金瘡中風方

療金瘡得風身體痓強口噤不能語或因破打而得及斧刀所傷得風臨死總用此方無有不差鍬鐝燒麻燭薰之方

取未開鍬鐝一枚長柄者開其口隨瘡大小開之令瘡相當可繞四邊閉塞勿使通氣上復開一孔如盌口取浮麻子燭兩條並然鍬鐝向上燭盡更續之不過半日即差若不止亦可經一兩日熏之以差為度若燭長不得內入鍬鐝可中折用之外臺卷二十九葉二十四

竹木刺不出方

此方入册

竹木刺不出方

鹿角燒灰末以水和塗之立出久者不過一夕外臺卷二

十九葉二十七 右方原出劉涓子云古今錄驗同

求子方

治月水不利閉塞絕産十八年服此藥二十八日有子金城太守白薇丸方

白薇三十銖 人參 牡蠣千金方用杜蘅 牡蒙各十八銖 牛膝半兩 細辛三十銖 厚朴 半夏各十八銖 沙參 乾薑各半兩 白殭蠶十八銖 秦艽半兩 蜀椒一兩半 當歸十八銖 附子一兩半 防風一兩半 紫菀十八銖

右十七味末之蜜和先食服如梧子大三丸不知稍增至四五丸此藥不長將服覺有娠則止用之大驗千金卷二葉五

妊娠

療妊娠不欲食或吐春月所宜服柴胡湯方

甘草炙 柴胡各二兩 麻黃一兩去節煎去沫 大棗十二枚擘 食茱萸一升

右五味切以水六升煮取三升適宜温服一升日三療食噫醋除熱下氣多一斤宜与上同但春秋冬夏去茱萸加枸杞一斤六月加小麥一升石膏三兩秋去石膏加甘草一兩九月去麻黃加乾薑一兩十月加芎藭三分

忌海藻菘菜

療惡食人參湯方

人參四兩 厚朴炙 生薑 枳實炙 甘草二兩炙各

右五味切以水六升煮取三升分三服忌海藻菘菜 外臺

卷三十三葉二十一至二十二

療妊娠五月日舉動驚愕動胎不安下在小腹痛引腰洛（胳）

（下也）切腹小便疼下血安胎當歸湯方

當歸 阿膠炙 芎藭 人參 大棗十二枚擘 艾一虎口

右六味切以酒水各三升合煮取三升去滓內膠令烊

分三服腹中當小便緩差也 外臺卷三十三葉二十一 右方亦出小品云古今錄驗同

療妊娠動胎去血腰腹痛方

芎藭 阿膠炙 當歸 青竹茹各三兩

右四味切以水一斗半煮銀二斤取六升去銀内藥煎

取二升半分三服日再夜一不差更作一劑外臺卷三十三葉二

十七　右方原出救急云古今录驗同

療妊娠養胎白术散方

白术　芎藭各四分　蜀椒三分汗　牡蠣二分

右四味擣下篩酒服滿一錢匕日三夜一但苦痛加芎

藭心下毒痛倍加芎藭吐唾不能食飲加細辛一兩半

夏大錢二十枚服之復更以醋漿水服之若嘔亦以醋

漿水服之復不解者小麥汁服之後已其人若渴大麥

粥服之病雖愈盡服之勿置忌桃李雀肉等外臺卷三十三葉二

十八至二十九右
方原出第十一卷中

療姙娠患瘧湯方

常山二兩 甘草一兩炙 黄芩三兩 烏梅十四枚碎 石膏八兩

右五味切以水一升半合清漬藥一宿煮三四沸去滓初服六合次服四合後服二合凡三服忌海藻菘菜生葱

外臺卷三十三葉三十右
方原出集驗云古今錄驗同

療姙娠下痢方

酸石榴皮 黄芩 人參各三兩 欅皮四兩

右五味切以水七升煮取二升半分三服 外臺卷三十三葉三十一

療姙娠卒得心痛欲死朮湯方

白术六两 黄芩三两 芍药四两

右三味切以水六升煮取二升半分三服半日令尽微

下水令易生忌桃李雀肉 外臺卷三十三葉三十二

療妊娠腹痛或是冷痛或是胎動葱白當歸湯方

葱白一虎口 當歸三两

右二味切以水酒共五升煮取二升分再服亦将小便

服相去一炊頃 外臺卷三十三葉三十二至三十三

妊娠血下不止名曰漏胞血盡子死方

生地黄汁一升酒四合合煮三四沸頓服之不止頻

服 外臺卷三十三葉三十三 右方原出集驗云古今录驗同

療妊娠下血豆醬散方

豆醬二升漉去汁熬令燥末酒服方寸匕日五六服

外臺卷三十三葉三十四

療妊娠卒不得小便方

杏人二十枚去皮尖熬令變色

右一味擣服如大豆大七枚立得利

療妊娠不得小便方

滑石水和泥臍二寸 外臺卷三十三葉三十五

療妊娠得病六七日以上身熱入藏大小便不利安胎除

熱葵子湯方

葵子二升　滑石四兩碎

右二味以水五升煮取一升尽服須臾当下便愈外臺卷三十三葉三十七

療妊娠體腫有水氣心腹急滿湯方

茯苓　白术各四兩　旋復花二兩　杏人去尖皮　黄芩各三兩

右五味切以水七升煮取二升半分二服服別温服○案服別温三字原脱據宛委本補飲之忌桃李雀肉酢物等外臺卷三十三葉三十八右

方原出崔氏云古今录驗同

療婦人墮娠血不尽来去喜煩滿鹿角屑豉湯方

鹿角屑熬一兩　香豉一升半

右二味以水三升煮令三沸漉去滓然後内鹿角屑攪

令調頓服須臾血下 外臺卷三十三葉三十九至四十 右方原出第三十七卷中今併

入此卷

産後

澤蘭丸療産後風虚勞羸百病必効方

澤蘭葉六分 白芷 椒汗 蕪荑人 藁本 細辛各四

白 栢子人 人參 桂心 防風 厚朴炙 丹

參各五分 芎藭 甘草炙 當歸各七分 乾地黃十分

右十七味擣篩蜜和丸如梧桐子服二十丸至三十丸

日再服忌如常法 外臺卷三十四葉二十二 右方原未著卷數今併入此卷中

療產後諸病羸瘦令肥白飲食和調地黃羊脂煎方

生地黃汁一升 生薑汁五升 羊脂二斤 白蜜五升

右四味先煎地黃汁令餘五升下羊脂並減半次下薑次下蜜便以銅器盛著湯中煎令如飴狀空肚酒一升取並如雞子大投酒中飲日三良 外臺卷三十四第二十五 右方未考卷數

療產後陰脫下方

蜀椒一升 吳茱萸一升 戎鹽如雞子大

右三味搗以綿裹如半雞子大內陰中日一易二十日愈

又方

蠶頭陰乾二枚 葛根一斤

右二味，擣散，酒服方寸匕，日三。外臺卷三十四葉三十八至三十九 右方恐脫卷數，今併入此卷

陰中諸病

療婦人陰腫堅痛礬石散方

礬石二分，熬 甘草半分，炙 大黃一分

右三味，擣篩，取如大豆，綿裹導陰中，二十日即愈。

療婦人陰腫苦瘡爛麻黃湯洗之

麻黃去節 黃連 蛇床子各一兩 酢梅十枚 艾○原脫，今據照寧本補

右五味○原作四味，據照寧本改，切，以水一斗，煮取五升，洗之。外臺卷三

十四葉五十七　右

方未詳卷數

入前

療婦人陰蝕其中爛傷狼牙湯方

狼牙三兩㕮咀以水四升煮取半升去滓内其酒沁

雞子中黃一枚沸湯消○集原作煎沸無湯消二字據醫心方本補　夜○集原脫夜字據醫心方本補適寒溫以綿濡湯以瀝瘡中日四五度即

愈外臺卷三十四葉五十六至五十七　右方原未詳卷數

療婦人陰中生瘡黃芩湯洗方

當歸　黃芩　芎藭　大黃　礬石各二分　黃連一分

雄黃二分

右七味切以水五升煮取四升洗瘡日三度

療人婦陰中生瘡雄黃散方

芎藭 藜蘆 雄黃研 丹砂研 蜀椒汗○ 茱根原作淑今以意

改 細辛 當歸各一

右七味搗篩散取方寸匕綿裹內陰中又傅外瘡上○案

上 千金作方撮 忌如常法 外臺卷三十四葉五十八

醫心方卷廿一 古方未載各藥分兩

療陰痒有蟲方

取牛肝截五寸繩頭內陰中半日蟲入肝出之猪肝

亦得

療陰中有蟲痒且痛目腫身黃欲得男子漏下白少氣思

美食方

用生鯉魚長一尺去頭內取骨擣末熬黃黑以豬脂和以絹袋盛如常法內陰中至痛處即止 外臺卷三十四葉六十

右方原本未著卷數今並入此卷中

古今録驗卷三十五

惡刺

療惡刺方

取末麦餅油脂以麪和油調須臾著瘡上即愈 一云蔓菁根和粉以麪和油

又方

取麴末和獨頭蒜擣之擲如帽巾簪頭許 ○案原脱擲至許六字據匯補 草本内瘡孔中蟲出即差 外臺卷二十九葉三十下

竹木刺

竹木刺不出方

鹿角燒灰末以水和塗之立出久者不過一夕外臺卷二

十九葉二七右方原圖驗同

出劉涓子去古[illegible]今錄

古今錄驗卷四十

湯火傷方

療卒被火燒苦劇悶絕不識人方

取新熱小便飲一升及冷水和蜜飲之口噤不開者

可拗開灌之其悶差然後療外乃善外臺卷二十九葉三十二右

方要出集驗云古今錄驗同

療湯火爛方

取商陸根擣末以粉瘡上外臺卷二十九葉三十六

療湯火爛瘡方

取石膏擣末以敷之立愈外臺卷二十九葉三十六右方原出肘後云古今錄驗同

外臺卷三十

救湯火熱膏所傷燒不問大小梔子膏方

梔子三十枚　白歛　黃芩各五兩

右三味切以水五升麻油一升合○案原脫合字據此字本補煎令

水氣竭去滓冷之以淋瘡令溜去火毒熱肌乃得完也

作二日任用膏塗湯散治之　外臺卷二十九葉三十七　右方原出集驗云古今录驗同

漆瘡方

療卒得漆瘡方

煮香薷以漬洗之　外臺卷二十九葉三十七　右方原出肘後云古今录驗同

癬

療癬方

作麻浮數癬上畢之差麻浮不差以鹽及豉和擣塗上

之即差止外臺卷三十葉四十六 右方未考卷數

瘡癬方

附子一枚炮 大皂莢一枚炙 九月九日茱萸四合

右三味爲散揩癬上令汗出數之乾癬苦酒和塗之外其

卷三十葉四十六 右方原出必効云古今錄驗同

療濕癬方

石硫黃研 大醋三年者 和數數塗上

又方

蛇床子一兩 黃蘗一兩 黃連一兩 胡粉一兩研

右四味擣篩爲散内水銀一棗大和猪膏研入相和以塗瘡劉盆患脚膝已不可著之旬日間差〇案原脫劉至差十四字據興寧本補云是驗方

又方

取肥猪肉薄割之於鏊上若熨底〇案原脫若熨底三字據興寧本補炙之令熱使人體堪之〇案原脫使至之五字據興寧本補以薄〇案薄興寧本作傅瘡上日三四度外臺卷三十葉四十九

古今錄驗卷四十一

癭病方

療氣癭方晉熈公州奏徐公方

閭茹一兩出蜀羊靨五具去脂炙○案靨原作白歛

海島羊靨據醫心方改下同

椒目 甘草炙各一分 小麥麴末二兩熬

右六味擣篩為散羊靨一種別擣為末相和好醋浸更

擣作丸如小棗大一服五丸無禁

又方縣令祖口宗送二方○案脫縣至方八字據醫心方本改

羊靨一百枚暖湯浸去脂炙大棗二十枚去皮作

丸服忌慎如常藥法

又方

取羊靨一具去脂含汁ㄑ盡去皮日一具七日含便

差

又療癭海藻散方

海藻洗十分 昆布洗一兩 海蛤研一兩 通草一兩 菘蘿洗 乾薑

桂心各■兩

右七味下篩酒服一錢匕日三 外臺卷二十三葉五至六

療癭有在咽喉初起游氣去來陰陽氣相搏遂停住喉中

前不去腫起如斛羅諸療不差小麥湯

小麥三升 昆布二兩洗去鹹 厚朴炙一兩 橘皮 附子炮 海藻

洗各二兩 生薑五兩 半夏五兩洗 白前三兩 杏人一百枚去尖皮

右十味切以水一斗煮取三升半分五服相去如一炊

頃忌猪羊〇案猪下原脱羊字據四庫本補 肉餳〇案餳下原有羊肉二字據四庫本刪

冷水 外臺卷二十三 葉八

瘰癧方

療熱瘰癧散方

連翹 土瓜根 龍膽草〇案本无草字 苦參 黃連

栝樓 芍藥 常山皮各一兩〇案原脱一字據四庫本補 鯉魚頭骨一枚炙

右九味搗下篩酒服五分匕日三忌猪肉冷水 外臺卷二十三

葉二十六 右方原出

千金云古今錄驗同

五香連翹湯療惡肉惡脈惡核瘰癧風結腫氣痛方

青木香 沉香 雞舌香各二兩 麝香半兩 薰陸香一兩

射干 紫葛 升麻 桑寄生 獨活 通草 連翹各二兩 大黃三兩 淡竹瀝二升

右十四味切以水九升煮取減半內竹瀝更煮取三升分三服忌五辛 外臺卷二十三葉二十八右方原出文仲云古今錄驗同

丹參湯療惡肉惡核瘰癧諸風氣結聚腫氣諸病並主之方

蒴藋 丹參各二兩 甘草炙 秦艽 獨活 烏頭炮

牛膝各一兩 躑躅花 蜀椒各半兩汗

右九味切以水八升煮取三升温服一升忌海藻菘菜

豬肉冷水外臺卷二十三第二十八 右

方出延年云千金翼同

療鼠瘻及瘰癧膏方

白馬牛羊猪雞等矢屑各一升 漏蘆 藁本各一斤宋本作二斤

右七味並於石上燒作灰研絹篩之以猪脂一升三合

煎亂髮一兩半令沸髮盡乃內諸藥屑微火上煎五六

沸藥成先去瘡上痂以塩湯洗新綿拭瘡令燥然後

傅膏若無痂猶須湯洗日再若著膏當以帛覆無令風

冷神驗瘰癧以膏傅上亦日再

療熱瘰癧散方

白殭蠶半兩 當歸 防風 栝樓根 芍藥 黃耆

狸骨炙 甘草炙各二兩 細辛 乾薑 露蜂房炙各一兩 礜石

燒半日 大附子炮 葶子半兩 斑猫去翅足熬 芫青去翅足各五枚熬

右十六味，擣下篩為散，以酒服一錢匕，日再。忌豬肉、冷

水、海藻、菘菜。外臺卷二十三葉三十一至三十二。右二方出集驗方十六卷同

大五香湯 療毒氣苦肌肉中腫痛，結脈，寒熱如瘰癧，痛不

可近，急者數日殺人，苦心煩悶，便為急速，與湯并以滓薄

腫脈上方

青木香 雞舌香 沈香 升麻各五 藿香 犀角

屑 吳茱萸 桂心 麻黃 甘草炙各三分 黃芩 薰陸香各四分

细辛八分

右十二味㕮咀以水七升煮取二升分三服不差復合

著番番惡瘡加附子中形者一枚炮令坼八破用忌生

冷菘菜海藻菘菜猪肉冷水生菜五辛外臺卷二十三第三十二 右方原出僧

氏云古今錄驗同

灸瘰癧法

葶藶三合○案寧本作二合熬 豉一升

右二味合擣令極熟作餅如大錢厚二分許取一枚當

瘰孔上作艾炷如小指大灸餅上三壯一日易三餅九

・炷隔三日一灸已上出千金 兼主瘻不可灸頭瘡葶藶氣入

本方原缺，以方入补

膿穀人已上本書十三葉三十四 外臺卷二

諸瘻方

療鼠瘻方

死蜣蜋燒作灰

右一味苦酒和塗之數過即愈先以塩湯洗 外臺卷二十三葉三十五 右方原出劉涓子云古今录驗同

療鼠瘻要方 張子仁

柞木皮五升

右一味以水一斗煮熟去皮煎令汁得二升稍稍服盡當有宿肉即愈 外臺卷二十三葉三十五 右方原出劉涓子云古今录驗同

瘰狼瘻發於頸頭腫有根起於缺盆上轉連延耳根腫大此得之因憂恚氣上不得下其根在肺空青主之商陸為佐方

空青研二分 蝟腦二分 炕之 獨活一分 蝟肝一具 乾之 芎藭半兩 女婦草一分 黃芩 鱉甲炙 斑猫去翅足 乾薑 當歸 茴香 礬石燒 地膽各一分 蜀椒三十枚汗○案校原作去據宋本改

右十五味作散下篩酒服方寸匕日三十五日即止忌生血物莧菜

瘰鼠瘻發於頸無頭尾如鼷鼠使人寒熱此得之因食大鼠餘毒不去其根在胃狸骨主之知母為佐方

陵鯉甲炙　山龜殼炙　甘草炙　桂心　雄黃　乾薑等分

右六味作散下篩服方寸匕日三蜜和内瘡中無不愈

先灸作瘡後与藥良忌海藻生葱

療螻蛄瘻發於頸項狀如螻蛄腫潰○案潰𨻶寧本作瀆連生瘡其

汁赤黃此得之食瓜螻蛄餘毒及果實不去核其根在大

腸茬子主之桔梗為佐方

桂心　乾薑　桔梗　礬石燒　獨活各一分　附子炮一分

椒一百粒汗　芎藭半分　龍骨半分　茬子一分

右十味擣下篩煮二十枚合擣以酢漿丸如大豆溫漿

下五丸忌猪肉冷水生葱生菜○案忌至菜九字原脫據𨻶寧本補

瘰蚍蜉瘻發於頸初得如傷寒此因食中有蚍蜉毒不去其根在腎礬石主之防風為佐方

白术四分 知母 雌黄 乾地黄 獨活 青黛 斑貓去首羽足熬 白芷 栢脂 芍藥 海藻一云海苔 當歸各一分 蝟皮四分炙 椒一百粒去汗 桃白皮一分正旦取

右十五味擣下篩作散服一錢匕日三忌桃李雀肉蕪荑等○案自忌至等八字原脱據照寧本補

瘰蠐螬瘻發於頸無頭尾如棗核塊塊多在皮中使人寒熱心痛滿此因喜怒哭泣其根在心礬石主之白术為佐方

白术一分　礬石一分　空青一分三兩　當歸二分　細辛一分　蝟肉炙　枸杞

根　斑猫去翅足熬　地膽各一分熬　乾烏腦三大頭豆

右十味擣下篩散服方寸匕日三酢漿服之忌生菜桃

李雀肉生血物等○案忌至等十一字原脫據醫心方本補　病在上側輸○

原脫輸字據醫心方本補　臥在下高枕臥使氣流下

浮沮瘻發於頸以兩指使人宂熱欲臥得之因思慮憂憶

其根在膽　地膽主之甘草為佐方

雄硫黃一分　乾薑一分　龍膽二分一作龍骨　石決明　續斷　菴蔄

子根各一分○案原脫子字據醫心方本補　細辛二分　大黃半分　地膽一分熬

右九味擣下篩為散傅瘡日四五忌生菜○案千金有雄黃无硫黃

瘰瘰癧瘻發於頭有根初苦痛歷歷覺之使人寒熱此得之新沐頭濕髻髮汗流入於頭其根在膽雌黄主之芍藥為佐方

茯苓　續斷　礬石燒令汁盡　乾薑　雌黄　芍藥　桔梗　椒汗　乾地黄　常山　空青　狸肉　烏腦并膽肝　斑猫去翅足熬各一分○案四字本无各一分三字　附子一兩炮　礬石二分燒半日　虎指各一分一云虎膽○案此處各一分三字疑有誤因其与礬石已詳分量也

右十七味擣篩為散蜜丸如大豆夜酒服十丸日三忌豬肉冷水生葱生菜生血物蕪荑酢物○案忌至物十六字原脫據醫本補

療轉脉瘻發於頸此大豆浮在脉中濯濯脉轉苦驚惕身如振寒熱得之於驚脉失枕其根在小腸斑狸主之白芷爲佐方

緑青二分 礬石半分燒半日 防風一分 甘草半分炙 大黄二分 桂心二分 人參二分 當歸二分 北庶一分 地膽一分熬 白朮一分 鍾乳一分 研 斑猫一分去翅足熬 白芷一分 續斷一分 麝香一分 麥門冬一分去心

右十七味擣下篩蜜丸酒服如大豆十九日三旬愈倉米塡瘡百日忌酒豬肉桃李雀肉生葱○案原脱忌至葱十一字

補脱字本補　外臺卷二十三葉三十八至四十三　右八方原出千金云古今録驗同

療鼠瘻麝香塗方

此方入本門第一方位

麝香研 雌黄研

右二味等分並爲散取蝦蟇背白汁和塗瘡孔中日一

度

療鼠瘻著頸生小者如杏人大者如杯方

斑猫一分去首足羽熬 牡蠣二分熬 海藻四分先去鹹味

右三味擣下篩酒服五◎匕日三病當從小便出如

魚胞恶蒜外臺卷二十三葉四十四至四十五

癩

療癩蒺藜丸方

蒺藜子 乾地黄各十分〇案十原作一據心宇本改 鹿茸炙十分 白

鈆八分 磁石十分研 礜石十分煉 鐵精 桂心 續斷各五分

巴戟天 芎藭 玄參 通草 升麻 牛膝 寄

生八分 澤瀉七分 射干八分 蓯蓉十分 海藻八分如髮者

右二十味擣篩，以蜜和為丸，丸如梧子大，飲下十丸，日三，

增漸至二三十丸。忌生葱、蕪荑、生血物等。○案原脫忌至物九字，據

宋本、幽齋本補 甄立言處

外臺卷二十六葉二十四

療超躍舉重卒得陰㿗方

白朮五分 地膚子十分 桂心一分

右三味擣末，以飲服一刀圭，日三。忌生葱、桃李、雀肉等

物。○案原脫忌至物九字，據宋本、幽齋本補 原駁同

外臺卷二十六葉二十四右方原出肘後云古今

牡丹五等散療癩疝陰卵偏大有氣上下脹大行走腫大服此良驗方

牡丹皮 防風 黃蘗炙 桂心各一 桃人二分去皮尖

右五味擣為散以酒服一刀圭二十日愈少小癩疝最良小兒以乳汁和如一大豆與之長宿人服方寸匕忌生葱胡荽○案原脫長至荽十二字作忌如前三字今據宋本壐寧本改補 外臺卷二十六葉卅六

陰腫方

療腫大如斗方

取雞翅燒灰服其毛一孔生兩毛者佳腫在左取左翅 右取右翅雙腫取兩翅 外臺卷二十六葉二十九 大觀本草卷引此文稍異

陰疝方

療卒備入腹急痛欲死名陰疝方

狼毒四兩炙 防葵一兩 附子二兩炮

右三味擣篩蜜和丸如梧子酒服三丸日三夜二忌豬

肉冷水〇案原脫忌豬肉冷水五字據宋本臣亨本補外臺卷二十六葉二十九右方原出文仲

陰下濕癢生瘡方

療陰下癢溼湯洗方

甘草一尺以水五升煮取三升漬洗之日三四度便

愈〇案大觀本草卷六甘草條葉引本書此方藥同而文稍簡略

療陰下濕癢生瘡方

吴茱萸一升水三升煮取二五沸去滓以洗瘡諸瘡亦治之外臺卷二十六葉三十一

陰瘡方

療陰瘡方

黃蘗 黃連各三分 胡粉一合

右三味搗爲末粉上日三婦人綿裹棗核大内之外臺卷二十六葉三十四

肉刺方

療肉刺方

好薄刮之以新酒醅○案醅原作醉據醫心方改和羊腦敷之一

宿洗去，常以綿裹薦之良。○案：原脫薦字，據醫寫本補。外臺卷二十九葉四十

七

狐刺方

療狐刺方

熱○案：熱原作熱，據醫寫本改。擣杏人細研，煑一兩沸，承熱以浸刺處，數數易之大良。外臺卷二十九葉三十　右方原出崔氏，云古今錄驗同

古今録驗卷四十三

漆瘡方

療漆瘡方

黄櫨木一斤剉　塩一合　二味以水一斗煮取五升去滓候冷以洗之即差　王長華家神方　外臺卷二十九葉四十

療卒得漆瘡方

煮香薷以漬洗之　外臺卷二十九葉三十七　右方原出肘後云古今录驗同

侵淫瘡方

療侵淫瘡苦瓠散方

苦瓠一兩　蛇皮半兩燒　露蜂房半兩熬　大豆半升　梁上塵一合

數

右五味為散以粉粥和塗紙貼赤處日三甚良

療侵淫瘡戎塩散方

戎塩二分　大黄四分　藺茹一分

右三味擣散以酒和敷瘡上日三良　外臺卷二十九葉四十　右二方未舉卷數

月蝕瘡方

療大人小兒卒得月蝕瘡方

燒蚯蚓矢令赤末以猪膏和塗之　外臺卷二十九葉四十二　右方出肘後

療月蝕瘡方

然燭照瘡使燭熱氣相及瘡即愈　外臺卷二十九葉四十三　右方出集驗

古今録驗卷四十五

蠱毒方

療蠱毒方

巴豆十枚去心皮熬 豉半升熬 釜底墨方寸匕

右三味，擣篩爲散，清旦以酒服如簪頭大，小行蠱主當自至門，勿應之，去，到家立自知其姓名。忌蘆笋、猪肉等。

○案原脱忌至等六字，據照寧本補

雄黄丸，主蠱毒中藥欲死方

雄黄研 朱砂研○案朱原作殊，據照寧本改 藜蘆炙 馬目毒公 皂莢炙，去皮 莽草二分，炙 巴豆去心皮，熬，各二分○案此各字疑在皂莢下右七味擣篩以蜜丸如大豆許服三丸當轉下先利清水次出虵等蟲當煩悶者依常法可用鴨羹補之忌生血猪肉冷水蘆笋狸肉○案原脫生至肉十字作忌如常法據醫心方本改補

療中蠱毒方

取牡丹根擣末服一錢匕日三服至良忌胡荽

療中蠱孔合方○案原作胡洽方今據醫心方本改

以猪膽導下部至良外臺卷二十八葉二十五至二十六

療蠱方

皷皮廣五寸長一尺 薔薇根五寸如足拇指大細切本方云蘘荷根

右二味以水一升清酒三升煮取一升頓服之當下蠱

即愈

又方

土瓜根大如拇指長三寸切以酒半升漬一宿一服

當吐下

又方

皂莢三梃長一尺者炙去皮子美酒一升漬一宿去

滓頓服

又方

取蕣莀根擣爲末以酒飲服方寸匕外臺卷二十八葉二十三右四

方並出小品云

古今录驗同

犀角丸療蠱毒百病腹暴痛飛尸惡氣腫方

犀角末 羖羊角末 鬼臼 桂心各量四錢匕 天雄炮 莽草炙 真珠研 雄黄研各一兩 麝香半兩研 貝齒燒灰五枚 赤足蜈蚣五節炙 射罔如雞子黄三枚○案圖監字本作肉 巴豆五十枚去皮心熬

右十三味各擣合篩之以蜜和為丸如小豆大服一丸不知增一丸卒得腹中痛飛尸服如大豆二丸若惡氣腫以苦酒和以塗之甚良以絳囊盛藥繫男左女右臂辟惡可以備急療萬病也忌豬雞蘆笋生葱冷水等如常法○案脫豬至等九字據監本改 外臺卷二十八葉二十三至二十四右方原出千金云古今錄驗同

療中蠱毒吐血或下血皆如爛肝方

茜根　蘘荷根各三兩

右二味㕮咀，以水四升，煮取二升，去滓，頓服即愈。又當問知蠱主姓名。外臺卷二十八第二十六　右方原出肘後，云古今录驗同

療中蠱吐血方

苦瓠一枚，以水二升，煮取一升，分服，當吐蠱出。蝦蟇科斗之類。苦瓠毒，可臨時量用之。外臺卷二十八第二十七　右方原出范注，云古今录驗同

療中蠱吐血方

取桑木心剉一斛，於釜中以水淹之，令上有三寸，煮取二斗，澄取清，又微火煎得五升，宿勿食，旦服五合

則吐蠱毒 外臺卷二十八葉二十七 右方原出文仲云古今錄驗同

又方

雄黃研 釜月下黃土 獺肝干炙各六分 ○案肝原作犴據外臺本改

斑猫十四枚去足翅熬 ○案斑原作班據外臺本改 大黃如棗大

右五味擣末以酢漿服之分為三四服或吐蝦蟇及蛇等物 ○案文仲方无大黃作四味服字下有則吐蝦蟇四字或至物八字皆本書餘同外臺卷二十八葉二十七

療中蠱心痛吐血欲死方

塩一升淳苦酒一升煮令消和一服立吐蠱毒出已用良驗 外臺卷二十八葉二十八 右方原出小品云古今錄驗同

療卒中蠱毒下血如雞肝者晝夜下石餘血四藏皆損惟心未毀或乃鼻破待死方

桔梗搗末以酒服方寸匕日三不能下藥以物揭口開之灌心中當煩須臾自靜有頃下蠱○案照寧本無蠱字 至服七日止當服○案照寧本服作食 猪肝臛以補之忌猪肉 ○案原脫忌猪肉三字據照寧本補 外臺卷二十八葉三十一 右方亦出第四卷中

療蠱毒腹痛注下赤血躑躅散方

羊躑躅 乾姜 藜蘆熬 附子炮 巴豆去皮心熬 野葛皮

肉桂 丹砂研 雄黃研 蜈蚣炙各一分

右十味搗為散以水服一刀圭不知加一黍米忌猪肉

蘆筍生血物生葱狸肉

療蠱下血欲死方

薔薇根剉一升　牛膝五株〇案株字原作墨丁據宋本延享本補　連翹子一升

臘一彈子許

右四味切以水四升煮取三升分三服即愈

療蠱大便下血日數十行方

巴豆二七枚去心皮熬〇案原脫去皮熬四字據延享本補　藜蘆炙　附子炮　芫青去足翅熬　礬石熬汁盡各二分

右五味擣下篩別研巴豆以蜜和相得以綿裹一大豆許內下部中日二三愈忌猪肉蘆筍狸肉〇案原脫猪至肉六字作

忌同前方今據此寧本改補右外臺卷二十八葉二十八至二十九右三方並出小品云古今錄驗同

五蠱湯方

犀角三兩屑〇案原脫屑字據此寧本補　蘘荷根　黃連　炙甘草　當歸各二兩　羚羊皮方二寸炙

右六味切以水七升煮取二升分為三服忌豬肉冷水〇案原脫忌至水五字據此寧本補

五蠱下利去膏血赤罽丸方

芫花一升　巴豆一百枚去皮心熬〇案原脫去至熬四字據此寧本補　赤罽方圓一寸

右三味擣篩以蜜為丸更擣丸如胡豆服一丸如下利不止以清粥汁止之不下小增之欲令陰除不得大下

忌蘆笋猪肉○蓍蒲脫忌至肉五字據幽齋本補 外甚卷二十八葉三十三至三十四

療食中有蠱毒令人腹內堅痛面目青黄淋露骨立病變無常方

爐中取鐵精細研別擣烏雞肝和之丸如梧子大以酒服三丸日三服甚者不過十日愈微者便愈 外甚卷二十八葉三十七

療蠱似蚘方

雄黃研 麝香研

右二味各如大豆許取生羊肺如指大以刀開取雄黃等末以肺裹吞之

療人食菜及菓子中蛇毒方

大豆末以酒漬取汁半升服之又以雞血和真鐵精半吞五梧子大一丸外臺卷二十八第三十六亦出小品方古今錄驗同　右一方

療有人中蠱毒腹內堅如石面目青黃小便淋瀝變狀無常方

犀角一兩　芍藥一兩　黃連二兩一方一兩　梔子人十枚　蘘荷根四兩本半○　案根原作葉據照寫本改　牡丹皮一兩　羚羊皮方廣五寸炙

右七味切以水五升煮取一升半去滓分溫再服忌豬肉冷水○案原脫忌豕水五字據照寫本補　外臺卷二十八第三十六右方亦出千金方古今錄驗同

貓鬼野道方

療妖魅猫鬼病人不肯言鬼鹿角散方

鹿角屑擣散以水服方寸匕病者即言實也 外臺卷二十八葉三十八大觀本草卷十八

獸傷方

療熊虎爪牙所傷毒痛方

燒青皮以熏瘡口毒即出仍煑葛根汁令濃以洗瘡日十度并擣葛根為散煑葛汁以服方寸匕日五甚者夜二度 外臺卷四十葉一 右方原出肘後云古今錄驗同

又方

嚼粟塗之

又方

煮生鐵令有味以洗瘡外臺卷四十葉一　右二方原並出肘後云古今录驗同

凡療犬咬人方

先以水洗瘡任血出勿止之洗勿住取血自止以帛裹之即差外臺卷四十葉三十五　右方未詳卷數

療猘犬咬人方

先嗍去惡出乃須灸瘡中十壯明日以去日灸一壯滿百日乃止忌酒外臺卷四十葉三十六　右方原出肘後云古今录驗同

療馬咬人及蹹人作瘡毒腫熱痛方

取馬鞭梢〇案梢原作稍今據宋本改　三尺鼠矢〇案矢原作屎據宋本改

本段二七枚燒末以豬膏和塗之立愈 外臺卷四十葉四十右方原出

千金云古今錄驗同

馬骨傷人方

療剝死馬馬骨傷人手毒攻欲○原作欲攻據此寫本改死方

服人屎汁 外臺卷四十葉四十一

療剝死馬馬骨傷人手毒攻欲死方

取死馬腹中屎以塗之即差 外臺卷四十葉四十一 右方原出肘後

蟲蝕傷方

禁蚰蜒方高元海大李參軍送

咒曰○案咒原作兕據此寫本改咒某郡某縣里男女姓名年若干

於某年月日時於某處為某色蛇螫某處陰呪云你是巳功曹我是亥功曹明府你若不攝毒吾當搯你口閉氣隨想搯蛇口蛇口在食指第二節白肉際文以手大指甲搯之各自以其手屈食指搯之閉氣急搯若螫右手右手搯左手左手搯螫當中兩手盡搯急急任放手腫處手刺去血即便差 外臺卷四十 葉三至四

入草辟蛇家方

乾薑　生麝香　雄黃

右三味等分擣以小絳囊盛男左女右。佩帶 [redacted] 案此下 [redacted] 宋本無佩帶二字 [redacted] 則蛇逆者辟人為蛇所中便以療之必無麝香以射罔○案原作菵，據宋本醫心方本改。和帶之，療諸毒，良。外臺卷四十葉四。右方原出集驗，云古今錄驗同。

療虺虵毒方

搗蘘根以敷之。外臺卷四十葉十。右方原未詳卷數。

療衆虵螫方

搗大蒜塗之，以少鹽豉合，尤佳。外臺卷四十葉十一。右方原出文仲。

療蜂螫人方

斫穀木取白汁塗之，桑汁亦良。外臺卷四十葉十三。右方原出肘後。

療蜈蚣螫人方

嚼鹽塗之，効。又以鹽拭瘡上，蜈蚣未遠，不得去。[redacted]

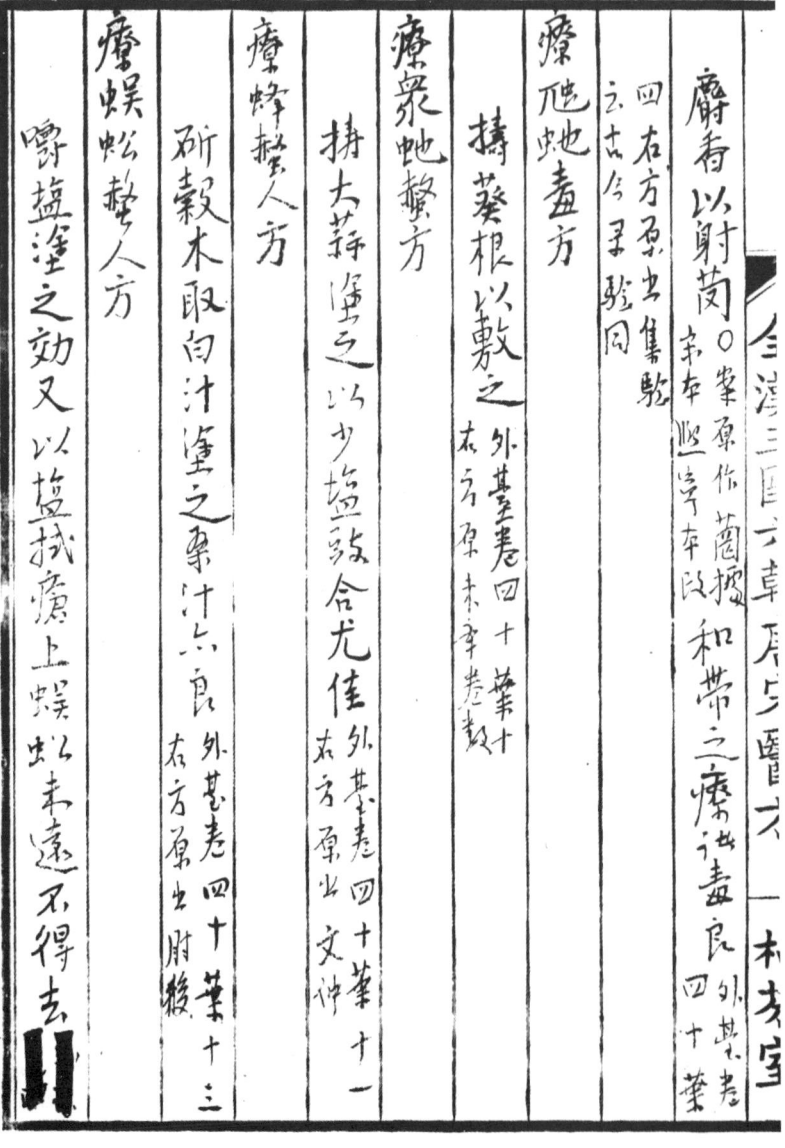

又方

嚼大蒜若小蒜或擣白汁以塗之亦以鞋履底土揩之良○案揩原作揩搨宋本照寧本改 外臺卷四十葉十四右二方出肘後並云古今錄驗同

療蠼螋人方

取苦李子人嚼以封之即差

又方

按虵銜取汁以敷之差

又方

以木梳梳取此垢處即以木梳合之便差神驗不傳

○案原脫不傳二字據照寧本補

又方

五月五日取莧菜熟搗以遍塗手至後日中時即〇案原脫即字據宋本寧本補然後洗手若有人被螫以手摩之手即差

禁蠍螫人法〇案螫原作蠚據宋本改

咒曰擊反胡計梨乎俱尚羅娑訶於五月五日桑木正北陰中莧菜日正午時先七步至莧菜北右膝著地立左膝手摘取莧菜子摘取著口中熟嚼吐著手內與五葉草莧菜等相和若無子直取二葉相和於手內右拇按之口陰誦前咒七遍一吐氣得一百八遍

止水挼葉令汁出染手其葉還放置莧菜處起勿反顧之一日一夜不得洗手亦不得用點汙手内亦不得人知作此法不得人見被螫者口問云何處即陰咒七遍○案宋本作七通男以左手摩按○案按原作螫搯宋本照寫本改處口云差去若痛○案痛宋本作由小瘳痛者男指左手無名指第一節内側文頭陰咒指之女指以右手指以右手摩按○按原作螫搯宋本照寫本改處其莧菜私取移種於案北五葉草處處有之耳

顆立言以此螺毒陰蚍即死蜂蜈蚣之類草自有小小可忍者有經一日一夜不可忍者京師偏饒此蟲遍用諸藥

塗敷不能之時有効遂依角法以意用竹依作小角留一節長三四寸孔徑四五分若指上可取細竹作之纔令搭得螫○案螫原作蟄據照寧本改處指用大角角之氣漏不嗍故角不厭大大即嗍急差速作五四枚鐺內熟煮取以角螫○案螫原作蟄據照寧本改處冷即換初被螫先以針刺螫○案螫原作蟄據照寧本改處出血然後角之熱畏傷肉以冷水暫浸角口一二分以角之此神驗不可以口嗍毒入腹殺人甄公云○案宋本甄作軌公灸即差以熱角嗍之無大灸也外臺卷四十葉十八至十九

蠆螫人方

取屋霤下土水和傅之立愈○案傅原作敷據宋本改外臺卷四十葉二十三

療射工中人已有瘡者方

取蜈蚣大者一枚炙擣末以苦酒和傅○案酒和二字原漫漶缺並注傅原作敷今並據宋本改瘡上痛便止外臺卷四十葉二十七右方原未著卷數

療射工中人瘡有三種一種瘡正黑如黶子皮周邊悉赤或

衣犯之如有刺痛一種作瘡瘡久則穿或晡間寒熱一種

如火灼熛起此者最急數日殺人此病令人寒熱方

烏翣根一兩升麻二兩

右二味切以水三升煮取一升適寒溫頓服之滓薄瘡

上已上出集驗方烏扇無根用葉已上出外臺本書卷四十葉二十六

療射工初中未有瘡但惕惕凜凜及其成瘡似蠼螋尿瘡

似瘭疽狀方

取芥子擣熟苦酒和厚塗瘡上半日痛便止外臺卷四十葉

二十六 右方草出

千金云古今錄驗同

古今録驗未分卷

霍亂

療霍乱吐痢已服理中及四順湯不解者以竹葉湯方

竹葉一虎口寸切之〇案原脱寸切之三字據宋本與寧本補 小麥一升 生薑十兩 甘草一兩炙 人生一兩 附子一兩炮 肉桂二兩 當歸二兩 芍藥一兩 白术三兩 橘皮二兩

右十一味以水一斗半先煮小麥竹葉取八升汁去滓内諸藥煮取二升半分三服吐痢後腹滿加厚朴二兩炙上氣加吴茱萸半升差理中四順列大熱之毒霍亂宜竹葉湯忌生葱海藻菘菜猪肉桃李雀肉等外臺卷六葉三右方

原出小品云古今錄驗同

霍亂臍上築者腎氣動也先療氣理中湯去朮加桂凡方

加朮者以內虛也加桂者恐作奔豚也理中湯方

人參三兩（〇案原作二兩據宋本照寧本改） 甘草炙三兩 白朮三兩 乾薑三兩炮

右四味切以水八升煮取三升去滓溫服一升日三夜

一若臍上築者腎氣動也去朮加桂心四兩吐多者去

朮加生薑三兩若下多者復用朮悸者加茯苓二兩若

病（〇案原脫病字據宋本照寧本補）先時渴喜得水者加朮合前成四

兩半若腹中痛者加人參合前成四兩半若惡寒者加

乾薑合前成四兩半若腹滿者去朮加附子一枚炮去

皮破之，斤服湯後一食頃，飲熱粥一升許，汗微出自溫

勿發揭衣被也。忌海藻菘菜桃李雀肉等。外臺卷六 第六 右方見出

仲景傷寒論云 古今錄驗同

理中湯，療霍亂吐下，脹滿，食不消化，心腹痛方

人參三兩 白朮三兩 甘草三兩，炙 乾薑三兩

右四味，以水六升，煮取三升，絞去滓，溫分三服。不差頻進兩三劑。遠行防霍亂，作丸如梧子，服二十丸。散服方寸匕，酒服亦得。若轉筋者，加石膏三兩。忌海藻菘菜桃李雀肉等。外臺卷六 第七 右方見出千金，云古今錄驗同

療霍亂先腹痛者法

灸臍上一夫按和案胃脘據此宜本補一夫十四壯名太倉在臍下

四寸東度之

療先洞下者法

灸臍邊二寸男左女右十四壯甚者至三十四十壯

名大腸募也外臺卷六葉二十一右二方原出千金云古今錄驗同

治霍亂轉筋取蓼一手把去兩頭以水二升半煮取一升

半頓服之大觀本草卷二十八

療手足逆冷者法

灸手腕表中央在足內踝直上三寸廉骨際陷中左右

保鹽 波斯國在上生味鹹照主明目消翳赤白膜及小

七壯不差更灸不限壯數外臺卷六葉二十四右二方原出千金云古今錄驗同

兒無辜疳氣者方宜用也大觀本草卷六

耳聾方

療風聾年久耳中鳴魚腦膏方

生雄鯉魚腦八分 當歸六銖 菖蒲六銖 細辛六銖 白芷六銖 附子六銖

右六味㕮咀，以魚腦合煎三沸三下之，膏香為成，濾去滓，冷，以一棗核大內耳中，以綿塞之，取差。

又方

附子 菖蒲各等分

右二味擣，以綿裹塞兩耳中，取差。外臺卷二十二葉六 右二方未舉卷數

療三十年聾方

療□ 天雄一分 雞子一枚 附子一枚

右三味，搗末，取雞子開一孔，取黃和藥，却内雞子中，封合其頭，還令雞覆〇，覆原作霰，據照寧本改。之。藥成，以綿裹塞所聾耳中，取差爲度。外臺卷二十二葉八至九 右方未本卷載

鼻

療鼻中息肉通草散方

通草 細辛 蕤人 雄黃研 皂莢去皮子，各一分 白礬二分，燒 礬石三分，泥裹燒半日，研 藜蘆三分，炙 地膽三分，熬 瓜蒂三分 巴豆十枚，去皮 䕡茹三分 地榆三分

右十三味，搗篩末，以細辛、白芷煎湯，和散，傅〇傅字照寧本作付

息肉上又以膠清和塗之取差

療鼻中息肉方

生地膽一枚 細辛 白芷末

右三味以地膽押取汁和藥以塗貼息肉上取消之止

以地膽汁於竹筒中盛當上灌之即消無生者乾即酒

煮汁用之 外台卷二十二葉二十至二十一 右二方未辛教差

療鼻中不不通利窒塞者香膏方

當歸 芎藭 青木香 細辛 通草 蕤核人

白芷各二

右七味切以羊髓微火煎白芷色黃膏成去滓以小豆

許內鼻中日再以差爲度

療人鼻塞不通皂莢散方

皂莢一分炙去皮子　細辛　辛夷　蜀椒　附子炮各等分

右五味擣末以少許吹鼻中或以綿裹塞之即通

療鼻窒塞不通不得喘息皂莢散方

皂莢去皮子炙　菖蒲各等分

右二味以末綿裹塞鼻中暮臥之乃著甚良　外臺卷二十二

十二至二十四　右三方並未本卷數

治齆鼻鼻中息肉不得息方

礬石六銖　藜蘆六銖　瓜蒂二七枚　附子十一銖　菖蒲半兩

右五味各擣以篩合和以小竹管吹藥如小豆許於
鼻孔中以綿絮塞鼻中日再以愈為度○案千金方僅無葶藶僅四味
千金方卷六上葉十七

齒痛方

療齒痛方

取楊柳細白皮卷如指大含嚼之以汁漬痛齒根數
過即差○大觀本草卷

又方

獨活三兩 芎藭 當歸 蓽撥 黃芩 甘草 細辛
各二兩○案原自芎藭至細辛每藥均注二兩據醫心方本改 雞舌香一兩

右八味切以水五升煮取三升去滓含之取差外臺卷二十二

葉二十九至三十

右二方並未宰卷數

療齒中風疼痛齲腫芎藭湯方

細辛一兩 芎藭二兩 附子一兩炮

右三味切以水六升煮取二升去滓含之少許冷即吐却

[redacted]

日三四度勿嚥汁外臺卷二十二葉三十四

右方未宰卷數

療齒痛有孔不可食飲面腫莽草湯方

莽草七葉 猪椒九箇○集驗作蜀椒 據宋本照寧本改

右二味以漿水二升煮取一升適寒溫含滿口冷即吐

之日二三含之

療齒䶂痛有孔方

取雄雀屎以綿裹內齒孔中日二易之 外臺卷二十二葉四十三

至四十四 右二

方並未本卷數

療牙齒根樓搖欲隋者䶂齒方

取生地黃綿裹含之微嚼候汁味盡棄之乃更含之 外臺

卷二十二葉四十八

右方未本卷數

治牙齒風䶂以柳枝剉一升大豆一升合炒豆炮盡於甕

器盛之清酒三升漬之經三日含之頻吐 外臺大觀本草卷

傺華

口瘡方

療口瘡湯方

細辛　甘草　桂心各三兩

右三味切以酒一升煮取六合含之

黃芩湯療口瘡喉咽中塞痛食不得入方

黃芩　黃連　甘草炙　黃蘗各一兩

右四味切以水三升煮取一升含之冷吐取差

又方

大青四兩　山梔子　黃蘗各一兩　白蜜半升○案曰蜜疑白蜜之誤

右四味切以水三升煮取一升去滓下蜜更煎一兩沸

含之取差止

升麻散主口瘡方

升麻六分 黄蘗六分○案原脱六分二字據宋本補

右二味搗末以綿裹含之 外臺卷二十二葉五十三至五十四右四方並未著卷數

口臭方

療口臭方

甘草二兩炙 細辛二兩末

右二味隨卧三指撮以酒服之甚良 外臺卷二十二葉五十七右方未著卷數

卷數

卒魘方

主卒魘方

以顫帶左索縛其肘後男左女右用餘繩急絞之又
縛牀脚乃詰問其故 外臺秘要卷二十八第十三 右方原出崔氏 云古今錄驗同

自縊急救方

仲景云自縊死旦至暮雖已冷必可療暮至旦小難也恐此
當言陰氣盛故也然夏時夜短於晝又熱猶應可療又云
心下若微溫者一日以上猶可活皆徐徐抱解不得截繩
上下安被臥之一人以脚踏其兩肩手少挽其髮常弦弦
勿縱之一人以手按據胸上微動之 ○肇晦案一本作重之 一人摩捋臂
脛屈伸之若已殭但漸漸強屈之並按其腹如此一炊頃
氣從口出呼吸眼開而猶引按莫置亦勿若勞之須臾可

少桂心湯及粥清含與之哉○案原脫哉字據巡宣本補令濡喉漸漸能嚥乃稍止耳向時○案原脫耳向時三字據巡宣本補兼令兩人各以管吹其兩耳彌好此最善無不活者並皆療之外臺卷二十八葉三十九 右方原出仲景云古今錄驗同

療自縊死方

急手掩其口鼻勿令內氣稍出二時許氣得○案原脫得字據巡宣本補至即活外臺卷二十八葉四十 右方原出范汪云古今錄驗同

又方

懸牽其頭髮塞兩耳勿令通氣以葱葉刺鼻中兩人極力痛吹之噏其兩腳踵跟○案原脫跟字據巡宣本補即活矣

可塞鼻而吹口活也外臺秘要卷二十八葉三十九右方原出備急云古今錄驗同

熱暍方

療熱暍方

令人口噤心前令暖爲人爲之外臺秘要卷二十八葉四十二至四十三右方原未詳出處

療熱暍方

可飲熱湯亦可用少乾薑橘皮甘草煮飲之稍稍嚥勿頓使飽但以熱土及熱灰土擁其上佳外臺秘要卷二十八葉四十二右方原出千金云古今錄驗同

溺死方

療溺死一宿者尚可活方

以皁莢末綿裹内下部中須臾出水則活

又方

倒懸死人以好酒灌鼻中立活外臺卷二十八葉四十三右二方並出肘後云古今錄驗同

療溺死方

屈死人兩脚著人肩上以死人背向生人背負持走吐出水便活已上備急方亦治凍死已上肘後方外臺卷二十八葉四十四

右方原出備急方肘後方云古今錄驗同

冬天墮水凍死四肢直口噤裁有微氣出方

以大器中多熬灰使熯盛以薄其心上冷即易之
熯氣通目則得特口乃可温尿粥清稍稍含之即
活若不先温其心便持火灸其身冷氣與火相搏則
死 外臺卷二十八葉四十五 右方原出肘後亦古今錄驗同

入井塚悶冒方

入井塚悶冒方

凡五月六月井及深塚中皆有伏氣入中令人鬱悶
殺人如其必須入中者先以雞鴨雜鳥毛投之直下
至底則無伏氣毛若徘徊不下則有毒氣也亦可内
生六畜等置中若有毒物其即死必須入不得已者

先以酒若無以苦酒數升先灑井塚中四邊畔停少時然後可入若覺中有此○案原作些，據醫心方改。氣欝悶奄奄欲死者還取其中水灑人面令飲之又以灌其頭及身体即活若無水取他水用也外臺卷二十八葉四十五右方第出小品

雜食不消方

療新中雜食痞不消心腹堅痛方

取水三升煮白鹽一升令消分服取吐必差外臺卷三十一葉四十九右方未舉卷數

中毒方

療食鯸鮧傷毒欲死方

取鮫魚皮燒之無鮫魚皮取故壞刀裝取燒飲服之○案壞原作壞裹據宋本改又無皮壞刀裝取六字巡亭本作無鮫皮取一枚六字鯖倉谷切○案原脱倉谷切三字小注據巡亭本補魚皮也食諸鮑魚中毒亦用之

外臺卷三十一葉五十五 右方未審卷數

療諸食毒方

取桑董心破作一斷著釜中令水出三寸煮取二斗澄清微火煎得五升宿不食服之日三合則吐瘕未差更作羸者減之外臺卷三十一葉五十七 右方未審卷數

辨五大毒

辨藥有五大毒不可入口方經曰夫藥有大毒不可入口

案桂衍通云鴆一作鵰蓋是因下文有人鴆也

鼻耳目即殺人一曰鉤吻生崖二曰鴆狀黑雄雞生山谷中一名雉三曰除命赤色著木懸其子生山海中四曰海薑狀如龍赤色生海中五曰鴆羽狀如鸛雀黑頭赤足遇其毒解之則活卒無藥可飲小便 外臺卷三十一葉六十七至六十八右方未考卷數

小兒方

赤湯療二十五種癇吐痢亡拯百病不乳哺方

大黃五兩 當歸 芍藥 黃芩 栝樓 甘草炙 桂心

人參 赤石脂 牡蠣 紫石英 麻黃去節各二兩

右十二味擣篩令調歲以上囊八歲兒沙乾棗五枚用

水八合，煮取五合，兩指撮藥入湯中，煮取三沸，去滓
與兒服之，取利，微汗自除。十歲用棗十枚，三指撮藥，水
一升，煮三沸，服之。比湯療小兒百病及癇，神驗。
療未滿月及出月兒壯熱發癇，釣藤湯方
釣藤一分 蚱蟬一枚，去翅，熬（脫，熬至下五字據宋本、聖濟本補）。末湯成下口 紫草 柴胡 蚱蟬
升麻 黄芩各二分 蛇脫皮二寸，炙 甘草炙 大黄各二分
竹瀝三合 石膏三分，碎
右十味，切，以水一升煮取三合半，和竹瀝，服一合，得利
見湯色出，停後服。至五十、六十日兒一服一合。乳母忌
海藻菘菜等。

療百日及過百日兒發癇連發不醒及胎中帶風體冷面青反張宜服麻黃五癇湯方

麻黃去節 羌活 乾葛 甘草炙 枳實各二分炙 杏人二十枚去皮尖碎口案原脫去至尖四字據宋本暇寧本補 升麻 黃芩去腸口案原脫去腸二字據宋本補 大黃各四分 紫胡 芍藥各三分 鈎藤皮一分 虵蛻三寸炙 蚱蟬二枚炙去羽 石膏六分碎

右十五味切以水二升并竹瀝五合煎取六合每服一合佳 外甚卷三十五葉二十四至二十五右三方並未著卷數

小兒夜啼如腹痛方

䗪蟲熬令煙盡 芍藥炙 芎藭熬各等分

右三味擣末服如刀圭日三以乳服之

療小兒夜啼不止腹中痛宜以乳頭散方

黃耆　甘草炙　當歸　芍藥　附子炮　乾薑各等分

右六味爲散以乳頭飲兒丸可胡豆三丸大小量之　外臺

卷三十五葉二十七　右二方並未著卷數

療八歲以上兒熱結痰實不能下食方

大黃十二分　柴胡九分　黃芩　知母各十二分　升麻十分　枳實炙

杏人去尖皮熬各六分○案本脫去至熬四字據宋本監寧本補　芍藥　梔子各八

細辛二分半　竹葉切一升

右十一味切以水六升煮取一升八合分四服十歲兒

分三服以下以意消息多少量之外臺卷三十五葉三十四 右方未本卷

数

療小兒霍亂吐痢人參白朮湯方

人參六分 白朮 茯苓各四分 厚朴炙 甘草炙各三分

右五味切以水一升半煮取六合分溫服立効外臺卷三十五

葉三十八 右方未本卷数

本草卷

治小兒嗽鹿角粉大豆末等分相和和乳調塗妳上飲兒大觀

療小兒喋其痛在咽中如麻豆許令兒床不能乳哺方

取水銀如黍米與服覺病無早晚水銀下咽便愈以

意量之不過小麻子許與則也○案原作可也今據宋本寫本改外

臺卷三十五葉四十一右方原未著卷數

療兒重舌欲死方

灸右足踝三壯立愈又灸左右並良

又方

取亂髮燒灰末傅○案原作敷據宋本寫本改舌上甚佳外臺卷三十五

葉四十三右二方並未著卷數

小兒聤耳方○案聤原作停據宋本改

青羊屎暴乾以綿果塞中即差

小兒聤耳有瘡及惡肉數耳中○案原脫中字據宋本寫本補雄黃散

方

白麻楷○案楷原作措，據宋本與寧本改 取皮一合 花燕脂十顆○案顆原作顆，據與寧本改

右二味搗篩，細研，數耳中，令滿一兩度止○案原脫止字，據宋本與寧本補。又此下原注云：方中無雄黃，未詳其名。中字原脫，據與寧本補 外臺卷三十五葉四十七右二方

未本卷數

療小兒鼻塞不通細辛膏方

細辛 通草各一分 辛夷人一分 杏人二分，去皮

右四味，切，以羊髓三合，猪脂三合，緩火煎之，膏成，絞去滓，取一米粒許大○案與寧本無一字 以內鼻孔中，頻易佳○案

佳原作差據宋本改 外臺卷三十五葉四十八右方未著卷數

療小兒眼痛方

取淡竹瀝拭之

又方

取鯉魚膽傅之〇案傅原作點據熙寧本補

又方

以人乳浸黃連點之 外臺卷三十六葉十右 回方並未著卷數

又方

取車前草汁和竹瀝傅之〇案傅原作點據熙寧本補

療小兒熱痢子芩湯方

藥

子芩十二分 知母 女萎各六分 竹葉切八分

黃芩三分 甘草炙各四分

右六味切以水二升煮取一升分服甚妙

療小兒痢血犀角櫸皮煎方

犀角十二分屑 梁州櫸二十分炙切

右二味以水三升煮取一升量大小服之神良

療小兒蠱毒痢血蘘荷湯方

蘘荷根 犀角屑 地榆 桔梗各二分

右四味切以水二升煮取九合去滓服一合至再服外臺

卷三十六葉十七至十八

右三方並来、本卷數

療小兒渴痢櫸皮飲子方

梁州櫸皮十二分 栝樓 茯苓各八分 人參六分 粟米二合

右五味切，以水三升煮取一升二合，去滓，分服，量大小與服之。外臺卷三十六葉十九 右方未詳卷數

療小兒鼻衄不止方

以馬屎綿裹塞鼻孔中。

又方

燒髮灰末吹鼻孔中。

又方

單服白馬屎汁三合，甚良。外臺卷三十六葉二十三 右三方並未詳卷數

療小兒風臍汁出甘草散方

甘草炙 蝼蛄熬，各三分

右二味擣散，以安臍中，差止，甚妙。

療小兒臍中汁不差黄蘗黑散方

黄蘗炙，一兩 釜底墨四分

右二味擣和作散，以粉臍中，即差。

療小兒臍著濕爛，塩豉熨方

塩 豉等分

右二味擣作餅，如錢許，安新瓦上炙，令热，用熨臍上，差。

止亦用黄蘗末以粉之，妙。外臺卷三十六葉二十七 右三方並未氏卷數

療月内兒發丹方

升麻　黄芩　犀角　大黄別浸　柴胡各二分　石膏三分

藍葉切三合　梔子八分　甘草一分

右九味切以水一升二合煮取八合下竹瀝四合更煮

取一半去滓分三服甚妙

小兒丹毒方

取慎火草擣以封之差止

又方

擣藍汁塗之又藍澱塗之妙　外臺卷三十六葉二十九至三十右三方並千金

辛卷

療小兒頭瘡面上亦有日月（○案原脫月字據照寧本補）益甚者方

黃連　赤小豆（各等分）

右二味擣末以臘月豬脂和塗之即差止（外臺卷三十六葉三十三）

右方未詳卷數

療小兒惡瘡方

取豆鼓（○案鼓疑豉之誤）熬令焦黃末以敷瘡差止

療小兒惡瘡匝身衆藥所不能療之方

取父裩洗取汁（○案裩原作棍據照寧本改）以浴兒勿使母知良

療小兒面及身上生瘡如火燒方

取黃米一升末以蜜水和塗之差為度

又方

以赤地利擣末以粉之佳 外臺卷三十六葉三十五 右四方並未著卷數

療小兒陰㿗方

狐陰一具炙 飛生蟲十四枚 桂心 附子炮 乾薑 蒺藜 消石一作滑石 細辛各二分 卷栢 挑人去尖熬各六分 ○案原脫熬字據[illegible]李本補

右十味擣散蜜丸大豆許以飲下五丸至七丸再服差止 外臺卷三十六葉三十七 右方未著卷數

療小兒久痢脫肛方

東壁土五分 鼈頭一枚炙焦 五色龍骨五分 卷栢四分

右四味擣散以粉敷之挼內之即差

又方

取鐵精粉敷內之差 外臺卷三十六葉三十九

右二方並未本卷數

乳石方

論曰飲酒則石勢敷行經絡氣力強溢腎氣壁王即損為陽事陽事過多便腎虛腎虛則上熱熱盛則心下滿口乾燥飲隨嘔吐胃府不和宜服葛根飲安穀神除熱嘔止渴也且石藥相得遞相為用若石勢不行則須少飲以石氣調歇不復須飲料量亦與石性同口 案原脫料至同等七字據醫宗本補 若熱盛充滿經絡心腹少脹欲心下痞痞不消或時緊如

堅隨後消者宜服秦艽湯得利便差秦艽湯法

秦艽三兩細切以牛乳一大升煮取一小升去滓頓服之得利即差若老弱可量氣力進之其飲食亦宜清冷不得濁熱濁熱則使石勢壅塞不行喜嘔吐病堅結也亦能發黃或小便赤心堅痛者亦宜服秦艽湯得溏泄差熱氣散後黃色縱徹皮膚是差候勿怪熱散後慓〻〻顫若困顫黃後出外者是謂餘熱欲散也勿厚覆但使肌膚中少〻顫即止

又 若熱解〻不解者可飲三合熱酒使解

又 若〻解後頭重耳鳴滿眼漠〻心下〻痛者可飲二合許清

酒便差亦温宜依此法

若心下结硬腹胀大小便不利者急服前胡大黄汤下之

法在下卷小便淋涩中 ○行准案此句语气似出王氏注惟每条均有又字则均指承验也

若欲狂癖失常者与白薇汤下之法在下卷瘕癖乾呕法

中 ○案法字以下疑亦王氏注文

若酒热歇石热亦不复行心下热结已消黄纵未歇亦无

所苦但冷饮食勿进辛辣菜及热补食若不欲进清冷者

可和煖饵勿令大热

若饮热歇後石势虚猜饮食入口自觉诸脉中瘤瘤而冷

水入者是酒令石不得退经络壅塞故也宜积日调冷食兼

依服進豬蹄羹通卷諸脈自差止
若頭眩耳聞空中有人語心怯恐懼兼憂悸不安四肢如
痺或起眠即輒驚以被床狼狽逐感勞所損者方
服淡竹瀝一二升乃至三升差止亦可進白薇湯下
之消息稍与令飲粥常令有食力時進雞心酸棗湯
常令對偶安慰之以美言相悅慎不可以惡事驚之
雞心酸棗湯療飲後陽多胃虛發熱積日不食胃中虛熱
飲食不已氣入百脈心藏虛[illegible]甚 ○案巡寧本甚作盛 令人失常法
雞心十枚 酸棗仁半斤 人參一兩 茯神 芍藥各二兩 白薇 枳
實炙 知母 甘草炙 栝樓各二兩 生地黃八兩

右十一味切以水一斗煮藥半熟內心煮取三升冷分三服 外臺卷三十七第三十六至三十八 右方論十則並未那卷數

療動散背腫已自利虛熱不除宜服竹葉黃芩湯方

竹葉切三升 黃芩四兩 小麥一升 芍藥三兩 甘草二兩炙 石膏二兩研 人參二兩 升麻一兩 茯苓二兩法七分 桂心六分法二分一 當歸三兩 乾棗十四枚 五味子三兩 生薑三兩 乾地黃一兩 麥門冬三兩去心 知母一兩

右十七味切以水一斗二升煮竹葉小麥取九升去滓內藥煮取三升溫分四服 外臺卷三十七第四十八 右方王壽引

台灣[illegible] 村孝宝

三、三、六、十六、八、午後五时记、